DIVERSIDADE SEXUAL E DE GÊNERO E MARXISMO

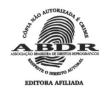

EDITORA AFILIADA

Coordenadora do Conselho Editorial de Serviço Social
Maria Liduína de Oliveira e Silva

Conselho Editorial de Serviço Social
Ademir Alves da Silva
Elaine Rossetti Behring
Ivete Simionatto
Maria Lucia Silva Barroco

Dados Internacionais de Catalogação na Publicação (CIP)
(Câmara Brasileira do Livro, SP, Brasil)

Ferreira, Guilherme Gomes
  Diversidade sexual e de gênero e marxismo / Guilherme Gomes Ferreira, Bruna Andrade Irineu. – São Paulo : Cortez, 2024. – (Biblioteca básica de serviço social ; v. 10)

Bibliografia.
ISBN 978-65-5555-529-5

1. Diversidade sexual 2. Feminismo 3. Identidade de gênero 4. LGBTQIAPN+ - Siglas - Direitos 5. Marxismo 6. Movimentos sociais 7. Políticas públicas 8. Serviço social I. Irineu, Bruna Andrade. II. Título. III. Série.

24-238012 CDD-361.3

Índices para catálogo sistemático:
1. Diversidade sexual : Serviço social 361.3

Cibele Maria Dias - Bibliotecária - CRB-8/9427

Guilherme Gomes Ferreira
Bruna Andrade Irineu

DIVERSIDADE SEXUAL E DE GÊNERO E MARXISMO

BIBLIOTECA BÁSICA DE SERVIÇO SOCIAL

VOLUME 10

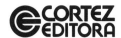

DIVERSIDADE SEXUAL E DE GÊNERO E MARXISMO
Guilherme Gomes Ferreira e Bruna Andrade Irineu

Direção editorial: Miriam Cortez
Assessoria editorial: Maria Liduína de Oliveira e Silva
Coordenação editorial: Danilo A. Q. Morales
Assistente editorial: Gabriela Orlando Zeppone
Preparação de originais: Ana Paula Luccisano
Revisão: Tatiana Y. Tanaka Dohe
	Tuca Dantas
Projeto gráfico e diagramação: Linea Editora
Capa: aeroestúdio

Nenhuma parte desta obra pode ser reproduzida ou duplicada sem autorização expressa dos autores e do editor.

© 2024 by Autores

Direitos para esta edição
CORTEZ EDITORA
R. Monte Alegre, 1074 – Perdizes
05014-001 – São Paulo-SP
Tel.: +55 11 3864 0111
editorial@cortezeditora.com.br
www.cortezeditora.com.br

Impresso no Brasil – novembro de 2024

A Guilherme Almeida, Marco José Duarte, Marylúcia Mesquita (*in memoriam*) e Silvana Mara Morais, e em seus nomes, ao conjunto de assistentes sociais que colaboram na militância, na pesquisa, na formulação das políticas e nos serviços, em defesa de todas as sexualidades, de todas as vidas.

Sumário

Prefácio 9

Introdução 13

CAPÍTULO 1 ▪ Sexualidade e gênero em disputa 19
   1.1 A produção da sexualidade e do gênero como atividade humana 26
   1.2 Batalhas morais: "ideologia de gênero" e ofensiva antidireitos .. 30

CAPÍTULO 2 ▪ Em busca de uma teorização no interior do marxismo 45
   2.1 Sujeito e desejo para um marxismo *queer* 47
   2.2 Feminismo materialista, marxismos trans e *queer* 61

CAPÍTULO 3 ▪ Lutas sociais e movimento LGBTI+ brasileiro 89
   3.1 Identidade *versus* identitarismo, anticapitalismo e crítica à norma 100
   3.2 Políticas públicas e trajetória de lutas em defesa por direitos.... 117

CAPÍTULO 4 ▪ A direção ético-política do Serviço Social 137
   4.1 A formação profissional e a defesa do projeto ético-político 145
   4.2 Gênero, sexualidade e questão social 152

CAPÍTULO 5 ▪ Serviço Social e direitos LGBTI+: pesquisa e
intervenção profissional 165

5.1 Tendências na produção científica sobre população LGBTI+
no Serviço Social.. 168

5.2 Trabalho profissional e estágio supervisionado............................ 183

Considerações finais: Desafios atuais para materialização do projeto
ético-político profissional do Serviço Social....... 199

Referências 205

Prefácio

Marco José de Oliveira Duarte[1]

Quando fui convidado tanto para emitir parecer quanto para prefaciar o livro *Diversidade sexual e de gênero e marxismo* (Coleção Biblioteca Básica de Serviço Social) de duas pessoas que são assistentes sociais, docentes, pesquisadoras, militantes e que se tornaram amigas, neste processo de formação no Serviço Social, compartilhando do trabalho de estudos e pesquisas, dos debates e da transmissão de conhecimentos e das produções científicas e políticas sobre o tema, que dá sustentação e materialidade nesta obra, foi, além de desafiador, em uma conjuntura marcada pela intensificação do trabalho docente em reservar este tempo raro, frente às tantas atividades laborais, um presente!

Presente acadêmico, porque ambas as pessoas constituem, de maneira ampliada, o Grupo Temático de Pesquisa (GTP) "Serviço Social, Relações de

---

1. Assistente social, mestre e doutor em Serviço Social, pós-doutor em Políticas Sociais e pós-doutor em Psicologia Social. Docente da Faculdade de Serviço Social, do Programa de Pós-Graduação em Serviço Social, coordenador do Centro de Referência LGBTQI+ (CeR-LGBTQI+) e líder do Grupo de Pesquisa em Sexualidade, Gênero, Diversidade e Saúde: Políticas e Direitos (Gedis/CNPq) da Universidade Federal de Juiz de Fora (UFJF). Docente do Programa de Pós-Graduação em Serviço Social, coordenador do Núcleo de Estudos, Pesquisas e Extensão em Saúde Mental e Atenção Psicossocial (Neps/CNPq) e vice-líder do Proafro/CNPq da Universidade do Estado do Rio de Janeiro (UERJ). Coordenador do GTP/ABEPSS Serviço Social, Relações de Exploração/Opressão e Resistências de Gênero, Feminismos, Raça/Etnia e Sexualidades (2023-2024) e da sua ênfase em sexualidades (2021-2022 e 2023-2024). Pesquisador Bolsista de Produtividade CNPq. *E-mail*: marco.duarte@ufjf.br.

Exploração/Opressão e Resistências de Gênero, Feminismos, Raça/Etnia e Sexualidades" da Associação Brasileira de Ensino e Pesquisa em Serviço Social (ABEPSS), na ênfase em sexualidades — objeto de pesquisa que nos uniu nestes 14 anos de existência dessa modalidade de agregar pessoas que pesquisam em nossa área de conhecimento no âmbito da nossa entidade científica. Foram várias mesas em eventos nacionais e internacionais, da área de conhecimento e fora dela, como o Encontro Nacional de Pesquisadores(as) em Serviço Social (ENPESS) da ABEPSS; Seminário Internacional Desfazendo Gênero; Congresso Internacional da Diversidade Sexual, Étnico-Racial e de Gênero, da Associação Brasileira de Estudos da Trans-Homocultura (Cinabeth/Abeth); e o Seminário Latino-Americano de Serviço Social da Asociación Latinoamericana de Enseñanza e Investigación en Trabajo Social (ALAEITS).

Presente militante, pois a obra, apesar de estar vinculada à área de Serviço Social, pela linha editorial, a sua temática e conteúdo são transdisciplinares, principalmente, para o campo dos estudos em sexualidade e gênero, para os diversos feminismos e para a militância das dissidências em sexualidade e gênero, para nós, LGBTQIAPN+. Essa qualidade analítica, a partir do marxismo, referenciando-se na perspectiva ontológica da emancipação humana, é uma lacuna, tanto no referido campo como na área do Serviço Social.

A obra vem demarcar outro lugar na produção científica da diversidade sexual e de gênero, rompendo com leituras levianas, superficiais e sem fundamentação teórico-política que enquadram o tema e seu universo ao pós-modernismo, ao pós-estruturalismo ou mesmo ao (neo)conservadorismo. A obra materializa esse lugar-disputa, ao contribuir com essa correlação de forças dentro e fora do Serviço Social, como na militância e no campo progressista que se localizam nas esquerdas, ao romper com análises essencialistas, biologicistas, naturalistas, stalinistas, positivistas e sectárias ao pensar e tratar sexualidade, gênero, sexo e desejo.

Portanto, este livro imprime sua relevância pelo aprofundamento histórico e teórico que apresenta, ao tratar, com fundamento, dos diversos conceitos e questões, principalmente, para a tradição crítica do Serviço Social, contribuindo de forma transversal para os fundamentos teórico-metodológicos da vida social, da particularidade da formação sócio-histórica da sociedade brasileira e do trabalho profissional. Por outro lado, contribui também para os estudos da diversidade sexual e de gênero, particularmente, por tomar a análise do pensamento crítico na perspectiva do marxismo, contemporizando os fundamentos e os debates no campo e deste para o Serviço Social.

Esta é uma obra relevante também pelo seu conteúdo teórico-acadêmico, na área de Serviço Social, primordialmente, por se constituir em sua biblioteca básica, utilizada por docentes e estudantes em diversos níveis da formação profissional, da graduação ao pós-doutorado, de pesquisadoras e pesquisadores em geral, e por profissionais e estagiárias(os) no trabalho profissional, que lidam diretamente com as expressões das sexualidades e dos gêneros, em suas diversidades, diferenças, subjetividades e corporalidades.

O livro-presente trata de um debate atualizado, contemporâneo e crítico, orgânico ao campo transdisciplinar dos estudos em sexualidade e gênero. Por isso, irradia um leque de outras áreas de conhecimento científico, de interesses acadêmicos, políticos e do ativismo, contemplando feministas nos diferentes matizes teórico-políticos e LGBTQIAPN+ em suas diversidades e expressões, interseccionais com outros marcadores sociais de diferenças, como raça, etnia, idade, território, dentre outros.

Assim, este livro-desejo, por tomar a temática da diversidade sexual e de gênero, apresenta um vasto número de autores e autoras com que muitas leitoras e leitores dialogam, e, por isso, visualizo como obra-referência atualizada e obrigatória. Principalmente porque se trata de um debate plural, transdisciplinar e muito necessário, ainda mais tendo o marxismo como base teórica para sua construção e crítica.

Assim, o livro vem enriquecer leitoras(es), pois contribui para o aspecto teórico-metodológico e conceitual das análises das relações socialmente determinadas da questão do gênero e da sexualidade como elementos estruturais da vida social. Portanto, não dá mais para secundarizar e hierarquizar tal estudo, pesquisa e debate.

A obra-arquivo é a consolidação de um tema que não é mais emergente, muito menos tímido, restrito e escasso na área do Serviço Social. Só no ano passado, lançamos duas publicações (Duarte et al., 2023; Duarte; Almeida, 2023) que tratam do tema da sexualidade em suas diversas abordagens e tratamentos teórico-políticos presentes nesta arena, com pesquisadoras e pesquisadores assistentes sociais no país. Temos visto aumentar, desde 2014, quando a revista *Temporalis*, da ABEPSS, publicou dois números seguidos, cujo dossiê temático tratava do mesmo nome do GTP da época, "Serviço Social, Relações de Exploração/Opressão de Gênero, Raça/Etnia, Geração, Sexualidades". Perfilam, sobre o tema da diversidade sexual e de gênero, os artigos de Duarte (2014) e Ferreira (2014), na edição n. 27, e de Irineu (2014b) e Lima, Santiago e Arrais (2014) na edição 28. Ressalta-se que antes mesmo da instituição do referido GTP/ABEPSS, no XII ENPESS, em 2010, na Universidade do Estado do Rio de Janeiro (UERJ), no Rio de Janeiro (RJ), é que se tem o primeiro dossiê temático sobre diversidade sexual, pela revista *O Social em Questão*, da Pontifícia Universidade Católica do Rio de Janeiro (PUC-Rio). Assim, na referida edição, o único artigo, sendo de assistente social, com a temática focada no enfrentamento da homofobia por essa categoria profissional, é de Almeida (2008).

A obra-acervo historiciza e materializa debates e disputas frente a um projeto político de poder e sua governamentalidade que toma o sujeito coletivo LGBTQIAPN+, suas lutas e movimentos sociais por conquistas e garantias de direitos humanos e políticas públicas. Principalmente na dinâmica dos enfrentamentos ao cis-heterossexismo-racista-terrorista estrutural do Estado capitalista em tempos neoliberais, e com a expansão do conservadorismo e da extrema-direita no mundo, com suas ofensivas antigênero, anti--LGBTQIAPN+, antinegro e anti-indígena.

Assim, a leitura da obra-presente, além de apresentar o debate atualizado, com a literatura nacional e internacional, revelando o rigor de seu conteúdo pela intensa pesquisa, é presente-afeto. E, por certo, outras pessoas também o farão, porque além de acrescentar em muito na formação acadêmica e no trabalho profissional do Serviço Social, pela pertinência do debate, das disputas e dos desafios deste tema para a nossa área, em muito contribuirá para outras pessoas que tomam este objeto no campo da militância, dos estudos feministas e das dissidências em sexualidade e gênero.

Rio de Janeiro, outono de 2024.

Introdução

A pesquisa e o compromisso com a qualidade dos serviços prestados têm sido a tônica para a emergência do debate da diversidade sexual e de gênero na profissão. Como nos ensina Marilda Iamamoto no artigo publicado na revista *Serviço Social & Sociedade*, número 120, intitulado "A formação acadêmico-profissional no Serviço Social brasileiro", tornamo-nos uma profissão com "profunda vocação histórica e com uma inquietante agenda de debates que denota fecunda interlocução do Serviço Social com o movimento da sociedade" (Iamamoto, 2014, p. 613-614). Indubitavelmente, o Código de Ética de 1993 e as Diretrizes Curriculares de 1996 expressam a direção ético-política que assistentes sociais devem seguir na conformação de um projeto profissional que entenda a sexualidade e o gênero numa perspectiva emancipatória.

Contudo, há uma urgência na transversalidade desse debate no currículo que precisa ser evidenciada nos três núcleos de fundamentação que sustentam esse processo formativo: (i) núcleo dos fundamentos teórico-metodológicos e ético-políticos da vida social; (ii) núcleo dos fundamentos da formação sócio-histórica da sociedade brasileira e do significado do Serviço Social no seu âmbito; (iii) núcleo dos fundamentos do trabalho profissional. Do mesmo modo, apresenta-se como necessária a articulação do debate sobre diversidade sexual e de gênero no âmbito da intervenção profissional e do estágio supervisionado, fundamental para a apreensão da profissão em seu processamento. Pelo caráter transformador do trabalho profissional, especialmente em sua dimensão educativa, há uma grande potencialidade na inserção de estudantes numa determinada realidade, que será transformada e a transformará por meio de sua própria ação. Essa necessidade de aprofundamento do debate na formação acadêmico-profissional reflete, também, a necessidade de um giro paradigmático do conjunto da nossa sociedade.

O debate relacionado à orientação sexual, à identidade de gênero, à expressão de gênero e às características sexuais (Sogiesc[1]), do livre exercício da sexualidade e dos direitos da população LGBTI+, está no centro da agenda política contemporânea, expressando um campo de disputas altamente desafiador para assistentes sociais, estudantes e pesquisadoras da área. Se, por um lado, temos avançado com "conquistas" importantes em termos de direitos no Brasil (entre aspas, porque sabemos que são fruto de lutas sociais perenes e que podem retroceder ao longo dos anos) — especialmente nas áreas da saúde e da justiça, com a implementação de serviços especializados para atendimento de pessoas trans na atenção básica e com o avanço no entendimento a respeito da retificação do registro civil dessas populações —, por outro, o recrudescimento do projeto conservador, que sustentou os últimos anos de governo da extrema-direita no país, expressa o quanto as existências e as cidadanias de pessoas LGBTI+ são frágeis e podem ser vividas pela metade. Não é por acaso que o Brasil se mantém na liderança entre os países que mais matam pessoas LGBTI+, particularmente transexuais e travestis, conforme dados anuais da organização Transgender Europe.

O pensamento conservador que alimenta a violência letal contra essa população constitui o "caldo cultural" da nossa sociedade, isto é, o conjunto

---

1. O termo Sogiesc (orientação sexual, identidade de gênero, expressão de gênero e características sexuais) vem sendo utilizado mundialmente como forma de abarcar, de modo mais amplo, a diversidade de comunidades e culturas que não se encaixam no que chamamos de identidade de gênero e orientação sexual. São exemplos os *bakla* (nas Filipinas) ou as *hijras* (na Índia). O mesmo se expressa na demanda da comunidade intersexo, muitas vezes considerada erroneamente como uma identidade. Na verdade, intersexo é uma característica sexual, enquanto seu oposto se define por endossexo, cujas características sexuais inatas se enquadram em ideias médicas ou sociais normativas para corpos femininos ou masculinos. Sonia Corrêa (2023) afirma que os Princípios de Yogyakarta, revisados em 2018 e nomeados de Princípios de Yogyakarta +10, avançam ao atingir um consenso internacional entre especialistas sobre o uso e reconhecimento da Sogiesc. Embora pactuemos desse consenso, optamos em fazer uso do termo diversidade sexual e de gênero neste livro, escolha que explicaremos mais adiante.

da sociedade brasileira concorda — menos ou mais e, evidentemente, há muitos aliados de pessoas LGBTI+ que disputam esse paradigma — com expressões de preconceito e discriminação em relação a orientações sexuais e identidades de gênero dissidentes da heterocisnormatividade. Não apenas os expoentes conservadores mais publicamente declarados, como também sujeitos do cotidiano da população LGBTI+, ou seja, pessoas com quem nos relacionamos social e afetivamente; já que a violência não aparece só como desejo de morte, mas igualmente como a piada "bem-intencionada", o comentário inofensivo sobre o colega de trabalho, o moralismo falseado da família etc. Certamente, aparece da mesma forma, por tudo isso, na formação e no exercício profissional do Serviço Social.

Nesse aspecto, os nossos currículos ainda investem pouco no debate sobre sexualidade e gênero, fazendo, inclusive, com que se mantenham vivos alguns equívocos teóricos e ético-políticos em torno dessa discussão. Esses equívocos são de diversas searas, mas dentre eles cabe citar um dos mais recorrentes nas salas de aula dos cursos de Serviço Social no Brasil: a noção de que o debate sobre orientação sexual e identidade de gênero é, em si mesmo, "pós-moderno", "pós-estruturalista" ou "neoconservador", cuja tônica no indivíduo e na sua subjetividade expressaria um projeto profissional distante do materialismo histórico. Esse pensamento não é ingênuo e, de modo lamentável, fora historicamente reiterado pela própria área de conhecimento do Serviço Social, escamoteando algo fundamental e basilar para quem estuda gênero e sexualidade desde uma perspectiva crítica: gênero e sexualidade são, assim como muitas coisas, fruto da atividade humana e, por isso, partem da dimensão ontológica do ser social, da mesma forma que as desigualdades e as hierarquias sociais que permeiam a sexualidade e o gênero são expressões da questão social.

Em outras palavras, a sexualidade e o gênero acompanham o processo social, são reflexo das relações humanas e por isso sofrem transformações com o tempo, não são estáticos nem fundamentalmente biológicos. Para além de fortalecer um posicionamento marxista em relação à questão, portanto, este livro pretende oferecer subsídios para estudantes e profissionais da área se conectarem de maneira qualificada a essa discussão, entendendo também que as posições teóricas e ético-políticas em torno deste debate estão em disputa dentro e fora da profissão.

Longe de pretender oferecer uma última palavra sobre a diversidade sexual e de gênero no interior do Serviço Social — entendendo, portanto, a contribuição fundamental de outras obras já publicadas anteriormente[2] —, este livro quer oferecer uma contribuição sistematizada e particularizada no que concerne à questão LGBTI+ a partir do referencial marxista, percorrendo sua história de luta e de insurgência, os processos de violação de direitos humanos ainda presentes, as respostas institucionais das diferentes políticas públicas para essa população, a produção de conhecimento científico no Serviço Social e a relação da questão da sexualidade e do gênero com as competências profissionais — ético-política, teórico-metodológica e técnico-operativa —, elaborando um resgate histórico do que foi produzido até aqui, e que caminhos são possíveis no horizonte de um projeto civilizatório alternativo a este em que nos encontramos.

Para atingir essa finalidade, propusemos um texto organizado em cinco capítulos. No primeiro deles, apresentamos um debate mais introdutório sobre gênero e sexualidade a partir das disputas teóricas que vêm sendo travadas no interior das ciências humanas e sociais, e o significado de alguns conceitos que, para nós, são fundamentais. A ideia é preparar as leitoras para um adensamento dessas categorias, que vêm depois articuladas com o pensamento marxista, no segundo capítulo. Neste, fazemos uma articulação do marxismo com a teoria *queer* e revisitamos alguns elementos próprios do feminismo materialista/marxista, do marxismo trans e *queer* e da unidade "raça-classe-gênero".[3] Em seguida, recuperamos brevemente a trajetória dos movimentos sociais LGBTI+ no Brasil e suas lutas por direitos no país, assim

---

2. Destacamos a importância e o pioneirismo da coletânea *Sexualidades & Serviço Social: perspectivas críticas, profissionais e interseccionais* (Duarte et al., 2023).

3. Temos acordo em utilizar, contextualmente, a noção de unidade classe, raça e gênero, conforme Ferreira e Fagundes (2021). Entretanto, para nós é importante salientar, na linha da defesa de Haider (2019, p. 36), que "raça, gênero e classe nomeiam relações sociais inteiramente diferentes, e elas em si são abstrações que precisam ser explicadas em termos de histórias materiais específicas", de modo que estudar raça, gênero e classe exige estudar uma história concreta das relações de cada um desses conceitos. Assim como o autor defendeu a ideia de se debruçar inteiramente sobre a raça pela sua pesquisa sobre a história racial, este é um livro com enfoque centrado na diversidade sexual e de gênero. Nesse sentido, também debateremos essas categorias a partir da noção de imbricação (Saffioti, 2013) e de interseccionalidade (Collins; Bilge, 2021), quando for necessário pensar a relação de gênero e sexualidade com outras categorias.

como a consolidação de alguns direitos que vêm sendo afirmados por essa população ao longo dos últimos anos.

Já no quarto e quinto capítulos, adentramos profundamente no Serviço Social, articulando o debate da profissão a gênero e sexualidade a partir das dimensões ético-política, teórico-metodológica e técnico-operativa. Assim, o quarto capítulo vai tratar da direção ética e política da profissão nessa seara a partir das campanhas produzidas pelo conjunto Conselho Federal de Serviço Social/Conselho Regional de Serviço Social (CFESS/CRESS) e Associação Brasileira de Ensino e Pesquisa em Serviço Social (ABEPSS), e naquilo que é materializado pelo Código de Ética e Diretrizes Curriculares. O quinto capítulo dedica-se ao debate teórico sobre gênero e sexualidade no interior da profissão, revisitando experiências de intervenção profissional e relacionando o debate também com o estágio supervisionado. Ao final de cada capítulo, como é de praxe nas obras desta coleção, será possível acessar sugestões de atividades complementares e indicações de materiais audiovisuais, mediando o conteúdo teórico a possibilidades de intervenções pedagógicas em sala de aula e nos espaços sócio-ocupacionais.

Antes de seguirmos a leitura, é importante nos posicionarmos sobre algumas opções teóricas que refletem, obviamente, escolhas ético-políticas. A primeira tem a ver com o título desta obra: compartilhamos dos posicionamentos críticos contemporâneos que refletem sobre a absorção do termo "diversidade" pelo discurso neoliberal, especialmente aquele vinculado a empresas e negócios. Atualmente, o conceito da diversidade vem perdendo sua força e conteúdo, pelo que nos parece muito mais interessante a noção de dissidências sexuais e de gênero, de modo que ambos os conceitos irão conviver neste livro. Ao mesmo tempo, compreendemos que diversidade sexual e de gênero ainda é uma expressão mais conhecida, disseminada e palatável no âmbito do Serviço Social, motivo pelo qual preferimos mantê-la no título e introduzir essa discussão no interior da obra.

Assim, vale pensarmos que a população LGBTI+ no Brasil experimenta processos sociais que apontam muito mais para o conflito (a dissidência) do que para o imperativo do progresso e do orgulho (Kveller, 2021) que os conceitos de diversidade e de inclusão carregam, ainda mais no contexto normatizador em que essas noções vêm sendo empregadas, frequentemente como sinônimo de uma certa felicidade e ascensão no mundo corporativo. Não somente por isso, o termo dissidências sexuais e de gênero vem sendo utilizado por referências críticas no Brasil (Colling, 2016), mas também porque entendem o sentido desestabilizador e potente que a noção da diferença relacionada a identidades sexuais e de gênero pode sugerir.

Ainda sobre nossas escolhas, optamos por utilizar, neste momento em que o livro é publicado, a sigla LGBTI+ para representar nominalmente a população de lésbicas, gays, bissexuais, travestis, transexuais e pessoas intersexo, entendendo que o sufixo "+" demonstra que existem outras identidades não nomeadas por essa sigla (por exemplo, pessoas não binárias, assexuais etc.). Sabemos que existem outras possibilidades e que essa sigla está em disputa em um debate perene e intranquilo, reconhecendo a validade da discussão em torno dessa questão. Essa não é uma questão sacramentada e defendemos sua mudança ao longo do processo histórico que estamos percorrendo. Além disso, é salutar dizer que, quando tratarmos de documentos oficiais, iremos utilizar outras variações do acrônimo, preservando o que estiver em uso naquele texto. Uma última opção a ser elucidada é o uso do feminino universal em palavras generificadas, especialmente importante para áreas como a nossa, hegemonicamente constituídas por mulheres. Quando possível, pretendemos utilizar palavras sem gênero como alternativa àquelas generificadas.

Esperamos que este texto chegue a muitas pessoas, e que contribua para manter acesa a agenda da diversidade sexual e de gênero no Serviço Social, fortalecendo e qualificando o pensamento crítico na nossa profissão, no horizonte do projeto civilizatório que defendemos e pelo qual vivemos e trabalhamos.

Boa leitura!

Capítulo 1
Sexualidade e gênero em disputa

Abrimos a discussão deste livro justamente com a ideia de disputa, entendendo que apesar de algumas reflexões parecerem bastante óbvias para nós que lidamos com o social (por exemplo, a noção de que vários aspectos da sexualidade e do gênero são frutos da sociedade — do aprendizado adquirido, do fazer histórico, da atividade dos seres humanos etc.), elas não o são para todo o conjunto da sociedade, por isso, entram numa arena de disputa pública por diferentes setores que, nessa mesma sociedade, disputam também projetos societários. Toda uma teia de discursos, de saberes, de análises e de injunções investe e atravessa as questões de gênero e sexualidade (Foucault, 1988), assim como diferentes conhecimentos (biológicos, jurídicos, médicos, psicológicos, antropológicos) procuram obter respostas sobre aquilo que nesta obra trataremos pelo conceito de diversidade sexual e de gênero ou de dissidências sexuais e de gênero.[1] Afinal de contas, numa

---

1. Conforme já mencionado, apesar de entendermos que outras categorias teóricas poderiam expressar de forma mais crítica o debate que procuraremos estabelecer neste livro — como é o caso da noção de "dissidências sexuais e de gênero" —, optamos por muitas vezes em utilizar o termo "diversidade sexual e de gênero" por acreditar que este ainda habita mais facilmente os debates contemporâneos (da área e fora dela), ainda que a palavra "diversidade" esteja sendo utilizada para expressar ideias muitas vezes contrárias àquelas que expressamos aqui. Por exemplo, na área empresarial e das organizações, a palavra é tratada como sinônimo de inclusão no mundo do trabalho e de convivência festiva entre sujeitos plurais, relativizando seu efeito mais crítico e de manifestação

mesa de bar ou entre familiares em casa, quem nunca participou do fundamental debate sobre essência *versus* construção, manifestado por frases como: "qual a origem da homossexualidade" ou "por quais razões uma pessoa se torna trans"?

É interessante perceber que, sobre essas reflexões cotidianas, reside um paradoxo: por um lado, é comum escutarmos das pessoas, na nossa vida miúda, que a sexualidade é algo a ser exercido "entre quatro paredes", quer dizer, um aspecto da nossa vida privada de que outras pessoas não deveriam saber. Geralmente, esse argumento é utilizado quando alguém quer defender a permanência das coisas como elas estão, ou seja, que não haja investimento em políticas públicas para pessoas LGBTI+,[2] pois "somos todos iguais"; que não tenha "beijo *gay*" na novela porque, afinal, "ninguém precisa ver isso na televisão"; ou que pessoas trans estão querendo "privilégios demais"

---

das diferenças/desigualdades, tornando o conceito fragilizado epistemologicamente — algo que, de forma semelhante, ocorreu com o conceito de "exclusão" (Silva, 2009).

2. É importante notar, conforme já adiantamos, que essa sigla está em disputa e em constante debate, passando por modificações especialmente no interior das conferências nacionais, espaços de participação social, instituídas para debater as políticas públicas e os direitos humanos dessa população. A primeira Conferência Nacional ocorreu em 2008 sob o governo de Luiz Inácio Lula da Silva, no âmbito da então Secretaria Especial dos Direitos Humanos. Naquele momento, tínhamos nacionalmente a opção pelo acrônimo GLBT, ano em que invertemos a ordem das letras e passamos a utilizar LGBT por demanda do movimento de lésbicas em razão da dupla invisibilidade (Irineu, 2019). Três anos depois, em 2011, tivemos a segunda Conferência Nacional, sob o governo de Dilma Rousseff e na esteira da mesma Secretaria, em que se manteve a sigla LGBT, assim como na terceira Conferência Nacional ocorrida em 2016, ainda na presidência de Dilma Rousseff, embora nessa edição já se nomeiem também as pessoas intersexuais, assexuais e pansexuais no seu relatório final, inclusive em moção para "visibilidade às sexualidades não hegemônicas" (Brasil, 2016). A quarta Conferência Nacional, que deveria ter ocorrido em 2019 (sendo convocada pelo Decreto n. 9.453, de 31 de julho de 2008, pelo então presidente Michel Temer), jamais ocorreu, sendo revogada pelo Decreto n. 10.346, de 11 de maio de 2020, assinado pelo presidente Jair Messias Bolsonaro. Desde 2016, portanto, não temos um debate público coletivo com representação dos movimentos sociais organizados para construir outra opção de sigla nacional, embora a recém-criada Secretaria Nacional LGBTQIA+ no Ministério de Direitos Humanos e Cidadania já demonstre a opção por visibilizar segmentos não incorporados anteriormente nos documentos oficiais de políticas para essa população. Ao verificarmos que diversas propostas têm sido colocadas em debate, optamos pela LGBTI+ por entendermos que ela corresponde bem ao momento histórico contemporâneo, circulando com maior recorrência no contexto latino-americano e caribenho, sendo que o símbolo "+" justamente procura assinalar outras identidades sexuais e de gênero não nomeadas. No entanto, conforme dissemos, a utilização de outras siglas não está errada, fazendo parte do momento histórico de construções coletivas que temos experimentado.

ao requisitarem o reconhecimento jurídico e social de um nome — só para darmos alguns exemplos. Por outro, essas palavras e sentidos estão sendo produzidos na arena pública, o que significa que nada fica, realmente, entre quatro paredes. Não por acaso vivemos, no Brasil, períodos recentes de retrocessos importantes na área dos direitos de pessoas LGBTI+, o que Nascimento *et al.* (2010) classificaram como uma disputa por territórios: enquanto os ativismos de gênero e sexualidade intencionam "alargar o gueto" em busca de direitos e representatividade, a resposta conservadora é de maior violência e precarização.

No campo científico, a disputa é também sobre quais elementos constituem o corpo, o sexo, a sexualidade, a identidade e o gênero; que palavras e conceitos definem melhor isso ou aquilo, que explicações tornam-se vencedoras ou são vencidas no decorrer do processo histórico. Por ser este um livro que constitui uma biblioteca básica, entendemos ser necessário introduzir alguns conceitos e palavras à leitora menos familiarizada com o tema, ainda que admitindo que não temos espaço para fazermos uma grande síntese sobre o assunto, mesmo porque precisamos, nós também, defender alguns pontos de vista.

Podemos começar dizendo que, se fôssemos simplificar a experiência humana naquilo que diz respeito à sexualidade, poderíamos dizer que ela é a síntese de quatro dimensões: do sexo, do gênero, da identidade e do desejo. O sexo, categoria que nasce das ciências biológicas[3] e que diz respeito, a partir dessa área de conhecimento, aos elementos do corpo que definiriam um membro da espécie humana em relação à sua capacidade

---

3. Apesar de surgir do conhecimento biológico, estamos de acordo com Cisne e Santos (2018) de que o sexo não deve ser tratado como sinônimo de dado biológico, destituindo-o de seu caráter social, como construção social e como elemento de análise das relações estruturais baseadas nele. Ao mesmo tempo que o sexo pode ser pensado em termos de elementos reprodutivos do corpo, ele possui uma história e uma narrativa social, como tratou o historiador Thomas Laqueur (2001). Simultaneamente, a utilização do conceito de gênero por nós nesta obra não significa, conforme a crítica das autoras, biologizar o sexo, mas reafirmar o potencial heurístico dessa categoria que evidencia, para nós, relações socialmente determinadas a partir de uma estrutura. Além disso, o conceito de sexo no lugar do conceito de gênero vem sendo usado por uma parcela teórica transexcludente que trata as identidades trans como um falseamento da realidade, posição absolutamente contrária à perspectiva aqui adotada, reforçando, para nós, a importância política do uso do conceito de gênero — certamente, desde uma perspectiva crítica e materialista.

reprodutiva; o gênero, categoria sociológica emprestada da linguística e que nasce como um contraponto à noção de sexo para analisar e descrever relações sociais (desiguais) baseadas no sexo; a identidade, categoria que remete tanto ao conhecimento *psi* quanto àquele antropológico e social; e o desejo, palavra cheia de significado filosófico que nos diz muito sobre como nossa subjetividade atua ao orientarmos sentimentos (afetivos, sexuais) a outros seres humanos.

Todas as pessoas produzem processos de identificação com diferentes elementos sociais: nos identificamos com um partido político, com uma nação, com uma descendência étnica e racial, com uma etapa do ciclo vital e, portanto, também com um gênero. Esse é um processo não apenas de *autoidentificação* (por não ser só uma identidade construída *por nós*), como também de *heteroidentificação* (ou seja, a identidade atribuída *para nós*, consistindo na percepção social do outro em relação a nós) e de *autodeterminação* (quando essa dimensão aparentemente individual e que se coletiviza pela percepção do outro ganha contornos de uma coletividade politicamente organizada). Por esse motivo, precisamos entender a identidade como um processo que, ao mesmo tempo, subjetiva o social e objetiva a subjetividade, ou seja, é criado por meio de um duplo "objetividade" (mundo externo) e "subjetividade" (mundo interno). Nesses termos é que entendemos a identidade como parte de um processo social, já que acompanha o movimento da realidade e, por isso, não é estanque, nem algo de uma natureza ou essência cristalizadas; ela é consequência da atividade humana no movimento de produção da história.

Se gênero funciona, para nós, nos termos de Joan Scott (1995), como uma categoria útil tanto para analisar quanto para descrever as relações sociais entre os sexos ou baseadas no que convencionamos socialmente por sexo no decurso da história, significa que ter uma identidade de gênero é uma experiência de todas as pessoas (pois todas elas estão neste mundo, que é, há muito tempo, generificado), por mais que o termo "identidade de gênero" apareça, contraditoriamente, somente quando queremos falar de uma parcela de seres humanos, que são as pessoas trans.

Vincent Goulart (2021) chama a atenção para essa curiosa e sutil diferença entre as expressões "gênero" e "identidade de gênero": a primeira está em diversos lugares da vida social para separar as pessoas entre "homens" e "mulheres", enquanto a segunda funciona quase como um lembrete de que alguém possui um "sentimento de gênero", uma sensação e uma identificação com um gênero que lhe cabe na fantasia, mas não na realidade. Nesses termos, se pessoas cisgênero possuiriam "gênero", pessoas trans possuiriam uma "identidade de gênero". Essa, no entanto, é uma distinção que não faz sentido, e que só existe para subalternizar pessoas transexuais e travestis, como se somente elas produzissem o gênero na/para sua identidade.

Na sua elaboração célebre sobre *performance* e performatividade de gênero, Judith Butler (2012a) nos remete a uma série de atos cotidianos que reiteramos (por vezes, sem perceber) e que tornam o gênero muito mais algo que nós fazemos do que algo que nós somos. Assim, ao cortarmos o cabelo de um jeito em específico, vestirmos certas roupas, nos reconhecermos a partir de um determinado nome e correspondendo a certas expectativas comportamentais em torno do que é considerado masculino ou feminino (ou nenhum, ou ambos), estamos fabricando um gênero. Reside nessa afirmação, mais uma vez, o caráter social do gênero, sua condição histórica e processual, já que as normas e as estruturas de gênero que temos hoje não são as mesmas que tivemos no passado nem são idênticas por todo o mundo. Assim, podemos pedagogicamente distinguir as pessoas, como ensina Jaqueline de Jesus (2012), entre aquelas que, no seu desenvolvimento, concordaram com o gênero que lhes foi atribuído no nascimento — pessoas cisgênero ou pessoas cis — e aquelas que discordaram desse gênero imposto, atribuído — as pessoas transgênero ou pessoas trans.

A constituição do conceito de cisgeneridade foi e tem sido fundamental para nomear essa parcela populacional que concorda com o gênero atribuído pela sociedade, já que a transexualidade só existe em relação à cisgeneridade, do mesmo modo que outras categorias identificatórias, incluindo aquelas da sexualidade, da etnia e da raça. O uso político dessa categoria, no entanto, não significa, como explica Sofia Favero (2019), (des)racializar e (des)sexualizar a cisgeneridade, entendendo, portanto, que a experiência das cisgeneridades precárias não invalida a existência de uma diferença entre pessoas cis e pessoas trans. Logo, todas essas categorias — passando por outras, como transexual, travesti, pessoa não binária, gênero fluido, *queer* etc. — funcionam como ato de nomeação e de narrativas de si, e estas também precisam ser "corporificadas" por marcadores de classe social, raça/etnia, sexualidade etc.

Vejamos a seguir dois conceitos diferentes, porém igualmente importantes sobre esse debate:

> A sexualidade é inacessível à análise política enquanto for concebida primariamente como um fenômeno biológico ou um aspecto da psicologia individual. A sexualidade é tão produto da atividade humana como o são as dietas, os meios de transporte, os sistemas de etiqueta, formas de trabalho, tipos de entretenimento, processos de produção e modos de opressão. Uma vez que o sexo for entendido nos termos da análise social e entendimento histórico, uma política do sexo mais realista se torna possível (Rubin, 1984, p. 13).

> [...] a distinção sexo/gênero sugere uma descontinuidade radical entre corpos sexuados e gêneros culturalmente construídos. Supondo por um momento a estabilidade do sexo binário, não decorre daí que a construção de "homens" aplique-se exclusivamente a corpos masculinos, ou que o termo "mulheres" interprete somente corpos femininos. Além disso, mesmo que os sexos apareçam não problematicamente binários em sua morfologia e constituição [...], *não há razão para supor que os gêneros também devam permanecer em número de dois* (Butler, 2012a, p. 24, grifos nossos).

Tanto Gayle Rubin quanto Judith Butler sustentam — desde diferentes perspectivas epistemológicas — o caráter social e até ficcional do gênero, do sexo e da sexualidade, demonstrando sua condição histórica e como produtos da atividade humana. A suposição de que existe um tipo de sexo ideal para um tipo de identidade e um tipo de orientação sexual (o caminho que leva um corpo com vagina a ser submisso, instável, romântico, domesticável e, consequentemente, se identificar como mulher e se atrair por homens; e outro caminho que leva um corpo com pênis a ser agressivo, racional, dominante, objetivo e, consequentemente, se identificar como homem e se atrair por mulheres) é sustentada pelo que conhecemos como heterossexismo ou heteronormatividade[4] e, consequentemente, como cissexismo ou cisnormatividade.

---

4. "Por heteronormatividade entendemos aquelas instituições, estruturas de compreensão e orientações práticas que fazem não somente com que a heterossexualidade pareça coerente — ou seja, referência de sexualidade — senão também que ela seja privilegiada. Sua coerência é sempre

Falamos sobre identidade de gênero e é necessário, logo, distingui-la da identidade sexual e da orientação sexual.[5] Se todas as pessoas são capazes de se identificar com um gênero (ou com nenhum gênero, procurando, na sua trajetória de vida, tentar superar esses processos de identificação tanto quanto possível), elas também possuem uma identificação com uma orientação sexual em específico, quer dizer, com uma capacidade de se sentirem atraídas sexual e/ou afetivamente por outras pessoas em termos de sexo/gênero. Disso se processam categorias como heterossexual, homossexual, bissexual, pansexual, assexual etc., mas cabe aqui uma reflexão de que a partir da atração sexual e afetiva não se decorre, *imediatamente*, uma identidade sexual.

Nenhuma identidade sexual — mesmo a mais normativa — é automática, autêntica, facilmente assumida; *nenhuma* identidade sexual existe sem negociação ou construção. Não existe, de um lado, uma identidade heterossexual lá fora, pronta, acabada, esperando para ser assumida e, de outro, uma identidade homossexual instável, que deve se virar sozinha. Em vez disso, toda identidade sexual é um constructo instável, mutável e volátil, uma *relação social* contraditória e não finalizada (Britzman, 1996, p. 74, grifos da autora).

---

provisória e o seu privilégio pode adotar várias formas (que às vezes são contraditórias): passa despercebida como linguagem básica sobre aspectos sociais e pessoais; é percebida como um estado natural; também se projeta como uma conquista ideal ou moral" (Berlant; Warner, 2002, p. 230, tradução nossa). Já Cisne e Santos (2018, p. 44) definem o heterossexismo como "uma forma ideológica de naturalização dos sexos que organiza, estrutura e dissemina a heterossexualidade como a prática supostamente correta e única possibilidade aceitável de expressão e vivência afetivo-sexual. E, desse modo, temos uma imposição da heterossexualidade sobre as demais possibilidades de orientação sexual, que são tratadas sem aceitação e legitimidade social". Esses conceitos podem ser estendidos à noção de cisgeneridade, ou seja, podemos tratar por termos bastante semelhantes o funcionamento da cisnormatividade e do cissexismo em relação ao ideal de que uma pessoa seja cisgênero e os privilégios decorrentes dessa identidade de gênero.

5. Louro (1997, p. 26) observa que, embora confundidos, os conceitos de identidade sexual e identidade de gênero são distintos. Segundo a autora, a identidade sexual dos sujeitos se constituirá "através das formas como vivem sua sexualidade, com parceiros/as do mesmo sexo, do sexo oposto, de ambos os sexos ou sem parceiros/as", não confundindo, entretanto, a identidade sexual com a orientação sexual, que é o desejo e o afeto que o sujeito orienta a determinada pessoa e que falará, aí sim, sobre identidades homo/hétero/bissexuais. Já a identidade de gênero, como vimos, diz respeito a como os sujeitos se identificam em termos de gênero, embora seja evidente que essas identidades estejam intimamente relacionadas e articuladas.

A identidade sexual depende de uma elaboração, no nível da consciência, sobre as práticas sexuais e afetivas que uma pessoa constitui ao longo da sua vida e dos significados sociais atribuídos por ela sobre essas práticas. Um exemplo disso é o que passou a ser nomeado como *homens que fazem sexo com outros homens* (HSH), quando a prática do sexo entre homens não leva uma parcela populacional deles a se identificarem como *gays*, bissexuais ou pansexuais. Poderíamos tentar explicar esse fenômeno de diversas formas, mas parece-nos interessante, de novo, somente sublinhar o caráter social e construído (Haraway, 1991; Fausto-Sterling, 2002) dessas categorias. Essas são decorrentes de processos históricos, como veremos adiante.

1.1 A produção da sexualidade e do gênero como atividade humana

Thomas Laqueur (2001) afirma que, até meados do século XVIII, as ciências médicas acreditavam que haveria apenas um sexo, o masculino, e o que diferenciava as pessoas era apenas a quantidade de calor recebido no decorrer da gestação. A explicação dada consistia em dizer que a mulher grávida, ao oferecer pouco calor ao bebê, fazia com que seu órgão sexual fosse retraído para dentro do corpo, formando uma vagina. Se, ao contrário, o bebê recebesse mais calor, seu órgão sexual aflorava, aparecendo na parte externa do corpo e formando o pênis. Era uma diferença, até então, quantitativa e hierarquicamente vertical — quanto mais ou menos calor, mais ou menos próximo do corpo perfeito (o corpo que teve seu órgão totalmente desenvolvido e exposto).

No final do século XVIII, alguns médicos começam a afirmar que essa diferença dos corpos não versava sobre gradações corporais, mas que havia uma diferença mais profunda e que se aplicava a todo o corpo, externo e interno. Era uma diferença horizontal e qualitativa, não apenas física, como também moral. Decorrem daí grandes justificações que vão elaborar esse segundo sexo, o feminino, e cuja anatomia começa a ser explicada pela personalidade feminina. A mulher não só começa a ser compreendida como diferente do homem fisicamente, mas também psiquicamente, e seu lugar na sociedade deveria acompanhar essa diferença. Os binômios passividade/agressividade, emoção/razão e cuidado/rudeza começam a ganhar relevo na relação mulher/homem, definindo o espaço da mulher como sendo o privado, o cuidado da família e como sujeito do afeto, enquanto o homem deve ocupar o espaço público e o tino para os negócios, sendo ele o sujeito da razão. De acordo com Laqueur (2001, p. 18), "[...] há dois sexos estáveis, incomensuráveis e opostos, e [...] a vida política, econômica e cultural dos homens e das mulheres, seus papéis de gênero, são de certa forma baseados nesses 'fatos'".

No conjunto das transformações ocorridas nas sociedades ocidentais desde então, outras características do homem e da mulher são cristalizadas com a intenção de reiterar as diferenças de gênero. "Só as mulheres podem ser mães" e "a mulher, diferentemente do homem, possui instinto materno" são bandeiras levantadas na busca por especificidades de gênero que garantam a legitimidade do próprio binarismo homem/mulher. À medida que essas bandeiras são superadas por novos estudos e novos sujeitos, outras diferenças são procuradas na tentativa de manter, em última instância, o lugar subalterno do feminino em sociedade. Há, na atualidade, outras maneiras de substancializar as diferenças e manter essa subalternidade, como encontrar tamanhos distintos de cérebros no homem e na mulher (e demonstrar que a mulher tem menor aptidão às ciências exatas porque seu cérebro é marcado por algo que está ausente, por exemplo[6]), ou que a testosterona, hormônio que serve como metáfora de "homem", é responsável pelo desejo sexual, pelo estímulo e pelo desempenho (é o hormônio que, por excelência, potencializa e melhora) (Hoberman, 2005).

> Parece ficar nítido que há uma resistente tentativa de encobrir o gênero a partir de uma lógica da substancialização da diferença. O objeto dessa substancialização pode variar, passando por exemplo dos ovários aos hormônios sexuais. Mas a referência a algum tipo de materialização do gênero permanece intacta, ou melhor, parece ir se aprimorando a cada descoberta científica. Percebe-se a pregnância de uma necessidade de "essencialização" das diferenças entre homens e mulheres ao longo do último século, que remete necessariamente à tradição dualista que tem caracterizado a cultura ocidental moderna. Basicamente, as renovadas formas de "essencialismo" têm implicado delimitar o que

---

6. A obra de Wijngaard (1997) traz alguns exemplos da busca por diferenças de gênero nos corpos.

seria do plano natural, supostamente imutável, e o que se enquadraria no plano social ou cultural, passível de transformação. Um olhar mais atento ao discurso médico da passagem do século XIX ao XX, por exemplo, nos leva a perceber que é exatamente a instabilidade entre essas fronteiras, ou seja, a constatação da sua precariedade, que promove uma insistente reafirmação das oposições (Rohden, 2008, p. 148-149).

Podemos pensar que essa essencialização das diferenças de gênero, ou, de acordo com Nicholson (2000), esse fundacionalismo biológico — a coexistência de determinações da "natureza biológica" e de dados de comportamento —, apoia uma série de estruturas de dominação e de opressão em termos de gênero e sexualidade, entre elas, a já comentada heterocisnormatividade, mas também, a violência letal contra pessoas LGBTI+, caracterizada aqui por nós como um terrorismo de gênero e sexualidade, ou heterocisterrorismo.

Com o adensamento das desigualdades sociais provocado pela exploração cada vez mais intensa da força de trabalho e, consequentemente, das condições de vida necessárias para o provimento da dignidade humana, os processos de violência balizados pelas assimetrias entre grupos sociais distintos ganham igualmente espaço nas relações decadentes que adota a sociedade capitalista para manutenção de seu funcionamento (Tonet, 2007). Vive-se, portanto, uma época histórica em que as práticas de discriminação e de preconceito baseadas na orientação sexual ou na identidade de gênero estão cada vez mais presentes.

Se, por um lado, esse fenômeno de agravamento de violências é possivelmente explicado pela desvalorização e consequente invisibilidade a que determinados grupos discriminados são destinados historicamente a conviver, por outro, esses mesmos grupos têm, na atualidade, suas existências na vitrine de uma visibilidade perversa, o que também gera preconceito e discriminação.

> A discussão da livre expressão da sexualidade como um direito de cidadania é particularmente relevante no caso brasileiro, pois as marcas da desigualdade social reforçam aquelas da discriminação ligada à orientação sexual e às performances de gênero (Pocahy; Nardi, 2007, p. 47).

Podemos entender a violência contra a população LGBTI+ como resultante, assim, não só do aprofundamento das desigualdades sociais e do avanço do neoliberalismo e do Estado Penal como resposta à violência e à pobreza, mas também do fortalecimento do conservadorismo e da agenda política de direita. A violência de gênero e sexualidade — manifestação de todas as formas de violência motivada pelo gênero ou sexualidade de uma pessoa — possui particularidades em relação às pessoas LGBTI+, particularidades essas que historicamente foram pensadas do ponto de vista da homofobia (e suas derivações: transfobia, bifobia etc.), conceito amplamente difundido por Borrillo (2010) como a atitude de hostilidade, ódio, aversão ou até mesmo medo no que diz respeito às pessoas LGBTI+.

Esse conceito, no entanto, acaba por tratar a questão como algo individual e subjetivo: ao mesmo tempo aponta a *fobia* como parte de indivíduos ("*o sujeito é homofóbico*", embora possamos falar de homofobia institucional) e como algo das suas *psiques*, já que o termo fobia denota um tipo de patologia e, por isso, correspondente por excelência à dimensão da subjetividade. Tomando de empréstimo o termo heteroterrorismo cunhado por Bento (2011), partimos de uma noção da violência contra pessoas LGBTI+ como manifestação do heterocisterrorismo:

> As reiterações que produzem os gêneros e a heterossexualidade são marcadas por um terrorismo contínuo. Há um heteroterrorismo a cada enunciado que incentiva ou inibe comportamentos, a cada insulto ou piada homofóbica. Se um menino gosta de brincar de boneca, os heteroterroristas afirmarão: "Pare com isso! Isso não é coisa de menino!". A cada reiteração do/a pai/mãe ou professor/a, a cada "menino não chora!", "comporta-se como menina!", "isso é coisa de bicha!", a subjetividade daquele que é o objeto dessas reiterações é minada (Bento, 2011, p. 552).

Assim, é possível perceber que a noção de terrorismo — a imposição da vontade pelo emprego sistemático do terror/da violência — tem elementos em comum com o machismo: a legitimação da violência, o ataque aos direitos e a dominação de um grupo sobre o outro para fazer valer a sua vontade. Nesse caso, poderíamos entender o heterocisterrorismo como todas aquelas práticas (não somente individuais, mas também institucionais, e, sobretudo, as ações do Estado) que utilizam reiteradamente a violência de gênero para impor a soberania heterossexual e cisgênero, instaurando o medo contínuo nas pessoas LGBTI+ ao acessarem a esfera pública. O heterocisterrorismo, diferentemente da noção de homofobia, aponta para a estrutura e para uma coletividade, além de nomear algo que é largamente utilizado pelo conjunto da sociedade e em suas instituições, o que afeta de maneira direta a vida objetiva e as subjetividades das pessoas LGBTI+.

O heterocisterrorismo inclui uma dimensão de sujeição criminal: a construção da noção de que a experiência social do sujeito é coerente com a de uma pessoa potencialmente acusável. Em outras palavras, produz incriminação, fazendo com que pessoas LGBTI+ se percebam, por exemplo, como mais suscetíveis à ação policial ou à violência, por terem experiências de gênero e sexualidade criminosas ou incrimináveis, ainda que não seja crime[7] no Brasil ser uma pessoa dessa população. Para Misse (1999, p. 70), só é possível pensar em sujeição criminal quando "a transgressão, cuja incriminação é socialmente justificável, desliza para a subjetividade do transgressor e para sua individualidade, reificando-se socialmente como caráter ou enquadrando-o num tipo social negativo".

A experiência de se sentir uma pessoa sujeitada criminalmente inclui também, por isso, a naturalização da violência, de modo que pessoas LGBTI+ podem ter experiências de banalização das violências experienciadas por elas. Em outras palavras, o tratamento heterocisterrorista do aparelho do Estado produz, ao mesmo tempo, o pânico de sofrer violência e a naturalização dessa mesma violência.

1.2 Batalhas morais: "ideologia de gênero" e ofensiva antidireitos

A preocupação premente com a sexualidade e com o gênero dissidentes está diretamente associada a uma forma moderna de racismo, que identifica

---

7. De acordo com levantamento produzido em 2023 pela ILGA World, há 67 países no mundo que criminalizam as orientações sexuais não heterossexuais. Para conhecer a *Data Base* da ILGA, acesse: https://database.ilga.org/en.

inimigos internos com base em características biológicas, contra os quais a sociedade é instada a se proteger (Stoler, 1995). É por isso que se deve pensar a heterossexualidade como um "regime de poder", pois esse entendimento sugere que sua manifestação não é inata. Ao contrário, ela é perpetuada por meio de práticas repetidas e da reiteração dos códigos culturais tidos como "normais" pela sociedade (Bento, 2008).

Por se ancorar em uma oposição binária, esse regime político heterossexual referenda o sujeito do masculino no topo das hierarquias sexuais e de gênero. Isso ilustra o quanto a masculinidade implica a dominação das mulheres e a homofobia. Na socialização masculina, para ser um homem, é necessário não ser associado a uma mulher. O feminino se torna um inimigo interno que deve ser rejeitado sob pena de ser (mal)tratado como uma mulher (Welzer-Lang, 2001).

Desse modo, a homofobia opera como um vigilante do gênero, sendo que a expectativa para ele é de que se apresente correspondendo ao sexo biológico, anatomicamente distinto para o que se convencionou nomear de feminino e masculino. Laqueur (2001) destaca que a diferenciação sexual, sob uma perspectiva anatômica, foi historicamente utilizada para promover a ideia de que a anatomia é um destino imutável. Assim, manter a noção de "diferença sexual" em seus regramentos, leis e normas tornou-se essencial para a coesão das nações (Irineu, 2019). Isso porque a heterossexualidade estabelece papéis socialmente atribuídos para homens e mulheres, restringindo outros sujeitos que não se enquadram nesse padrão.

Como definiu Guacira Louro (2001, p. 16): "[...] ao classificar os sujeitos, toda sociedade estabelece divisões e atribui rótulos que pretendem fixar as identidades. Ela define, separa e, de formas sutis ou violentas, também restringe e discrimina". Logo, a superação da ideia de sexo como algo natural, da fixação pela anatomia e da normatividade do desejo, é um passo crucial para garantir a multiplicidade do gênero e a livre expressão sexual.

Exemplo disso é que pessoas tidas como "normais" — aquelas vinculadas aos grupos sociais hegemônicos racial, sexual e religiosamente, e em termos de classe social — têm acesso a bens e serviços, à participação social e conseguem se representar, e, por consequência, representam "outros" que não se fazem representar justamente por serem tidos como "anormais".

Na clássica publicação de 1983, "Capitalism and gay identity", John D'Emilio (1983) afirma que as mudanças decorrentes do desenvolvimento capitalista e da modernização proporcionaram as bases para o surgimento das comunidades e da identidade *gay* modernas de várias maneiras, são elas:

(i) *processo de urbanização e migração*: o crescimento das cidades e a migração de pessoas do campo para as áreas urbanas criaram espaços mais anônimos e diversificados, onde indivíduos não normativos podiam se encontrar e se organizar politicamente;

(ii) *transformações na família e na comunidade tradicional*: a industrialização alterou a estrutura familiar e comunitária tradicional, o que permitiu uma maior independência e mobilidade para indivíduos que não se conformavam com as normas cis-heterossexuais dominantes;

(iii) *expansão dos meios de comunicação de massa*: a disseminação de jornais, revistas e, posteriormente, mídia eletrônica possibilitou a disseminação de ideias e a conexão entre pessoas com interesses e identidades semelhantes em diferentes partes do país e do mundo;

(iv) *ampliação da educação e do conhecimento*: o acesso crescente à educação permitiu que as pessoas questionassem as normas sociais estabelecidas e explorassem novas identidades e formas de relacionamento;

(v) *mercado consumidor e cultura de consumo*: o desenvolvimento do capitalismo capturou os guetos por meio de oportunidades de mercado e de uma cultura de consumo que permitiu o surgimento de espaços comerciais e produtos voltados para o público LGBTI+, oferecendo maior visibilidade e aceitação social àquelas com condições materiais para tal.

Esses fatores, entre outros, contribuíram para o surgimento e a consolidação das comunidades e da identidade *gay* modernas, fornecendo um contexto social, econômico e cultural no qual indivíduos LGBTI+ puderam se organizar, expressar-se e reivindicar direitos (D'Emilio, 1983). Portanto, o reconhecimento da diferença determinou a emergência do sujeito político LGBTI+. A "política de identidade" foi, então, o caminho em que grupos subordinados contestaram a normalidade e a prevalência das identidades consideradas o padrão normativo (Louro, 2001; Santos, 2005).

Como em todo processo político contemporâneo, as movimentações intelectuais envolveram também o campo acadêmico. No campo dos *estudos feministas*, a transposição dos estudos sobre a "mulher" para os de gênero resultou no nítido exame crítico do determinismo biológico, fundamental para o fortalecimento do que se chamou de *estudos gays e lésbicos* em um primeiro momento. Aliada a isso, a sexualidade, como campo de conhecimento, entre encontros e desencontros com os estudos de gênero (Góis, 2003), beneficiou-se dessa perspectiva crítica que recusou os essencialismos que marcaram a preocupação científica sobre a sexualidade desde o século XIX (Soliva; Jesus; Irineu, 2023).

Esse giro teórico-político crítico aos essencialismos se soma às profundas mudanças pelas quais a sociedade global, mas em particular a brasileira, passou nos últimos 25 anos. Essas transformações não podem ser entendidas sem que se dimensione o lugar político que as discussões sobre gênero e sexualidade passaram a ocupar no debate público. Um exemplo está nas reações conservadoras às conquistas e aos avanços obtidos na agenda de gênero e sexualidade, que não tardaram e se avolumaram no que vem sendo chamado de ofensiva antigênero (Prado; Corrêa, 2018), um fenômeno global, mas com particularidades locais.

No Brasil, por exemplo, os discursos reacionários encontraram respaldo institucional durante a presidência de Jair Bolsonaro e, talvez, não seja exagerado dizer que sua eleição se deveu em boa parte à agenda moral que se sustentou no sintagma "ideologia de gênero".[8] Junqueira (2018) nos oferece elementos para entender que, nos últimos anos, nota-se a presença de um ativismo religioso, ora acompanhado de grupos laicos ou não explicitamente confessionais, que encontraram no neologismo "ideologia de gênero" uma

---

8. A chamada "ideologia de gênero" é exemplo expressivo de como a heteronormatividade tem encontrado força discursiva para regular corpos e subjetividades. O argumento de que a educação em diversidade compromete os valores heterossexuais procriativos e a continuidade da família assevera a crença no fato de que a diluição dos papéis feminino e masculino destruiria a integridade social (Pelúcio, 2020). Exemplo nítido do quanto a heterossexualidade obrigatória ordena a sociedade, o que nos ajuda a entender o quanto as reações aos avanços nas pautas de gênero e sexualidade vêm ocorrendo sob estratégias e táticas que envolvem ataques à reputação de sujeitos políticos determinantes na crítica à heteronormatividade.

ferramenta retórica persuasiva para reorganizar seus discursos e estratégias de mobilização na esfera pública. A agenda antigênero passa a contar com adesões diversas atuando globalmente, como mostra o levantamento de Paternotte e Kuhar (2015). Um exemplo que ajuda a ilustrar a afirmativa, no contexto nacional, pode ser observado no Gráfico 1, que aponta o interesse pelo tema "ideologia de gênero" na busca do Google, cujos números mais altos são atingidos durante o período de pré-campanha e campanha das eleições presidenciais de 2018.

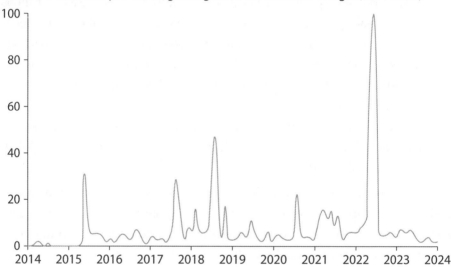

Gráfico 1 Interesse por "ideologia de gênero" na busca do Google (2014-2024).

Fonte: Dados sistematizados de pesquisa direta no Google Trends.

Velhos pânicos morais foram reatualizados de maneira consistente, valendo-se de todo um ecossistema de desinformação — as chamadas *fake news* — que recolocou na ordem do dia a "ameaça comunista", associada à ideia de "fim da família" e até mesmo de "ditadura gayzista". Bulgarelli (2018) nos ajuda a reconhecer as marcas LGBTIfóbicas e cis-heteroterroristas na construção do Estado brasileiro, o que nos permite compreender a específica aparição de figuras políticas na atualidade que se posicionam abertamente contra a agenda de temas relativos a gênero, sexualidades, pautas abertamente feministas e em defesa da população LGBTI+, entre outros.

O ano de 2017 no Brasil foi marcado por dois eventos que vêm sendo interpretados por estudiosos (Bortolini, 2022; Prado; Corrêa, 2018; Bulgarelli, 2018) como divisores da escala antigênero: (a) a abertura do *Queermuseu* em Porto Alegre; (b) e a visita ao Brasil da filósofa Judith Butler. Ocorridos um ano após o *impeachment* de Dilma Rousseff, ambos sinalizam a centralidade das disputas em torno de temas morais.

No Gráfico 2, pode-se observar que as regiões com maior busca pelo termo "ideologia de gênero" são também aquelas em que Bolsonaro teve mais expressiva votação em 2018 e 2022, assim como seus aliados e aliadas que disputaram eleições municipais, em 2020, e estaduais, em 2018 e 2022. Em algumas delas, conforme vem sendo apurado pelas investigações e pela Comissão Parlamentar de Inquérito (CPI) dos Atos Golpistas, também pode-se identificar maior adesão aos atos antidemocráticos de 8 de janeiro de 2023.

A ideologia de gênero se tornou um autorizador do ataque às agendas (e pessoas) LGBTI+, de modo que elas foram se tornando uma expressão deslocada e esvaziada de sentido, utilizada como plataforma de ataque à educação e aos temas relativos à gênero e à sexualidade (Bulgarelli, 2018).

Eleito por duas plataformas, econômica e moral, o governo Bolsonaro fortaleceu um populismo que se caracteriza por seu perfil: (i) antigênero, com políticas estatais de manutenção da ordem binária de gênero; (ii) antidiversidade, estimulando o ódio a pessoas LGBTI+, indígenas e da população negra; (iii) de militarização e punitivismo, nas políticas educacionais e de segurança pública; (iv) pró-meritocracia e antidireitos sociais, expressando-se contra as políticas sociais, como cotas, distribuição de renda e o auxílio emergencial na pandemia de covid-19; (v) submisso ao capital financeiro e ao mercado, promovendo contrarreformas e políticas favorecendo empresários e, durante a pandemia, buscando lucrar com as vacinas; (vi) de radicalização autocrática, com o número expressivo de militares na gestão do governo; (vii) e, por último, negacionista, em relação à ciência e por sua programática baseada na proliferação de notícias falsas e postura na pandemia (Lacerda, 2023; Irineu, 2023b; Bortolini, 2022).

Gráfico 2 Busca por "ideologia de gênero" por unidade federativa (2014-2024).

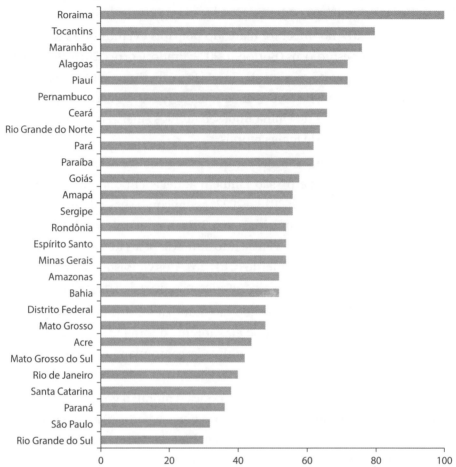

Fonte: dados sistematizados de pesquisa direta no Google Trends.

No Gráfico 3, vemos que, ao agrupar os assuntos de interesse alinhados à busca por "ideologia de gênero", consegue-se identificar uma imagem que traz os termos "cartilha" e "PT" nos levando a Fernando Haddad, quando esteve no Ministério da Educação, e os estudos de gênero a termos como "ideologia" e "homossexualidade", que de maneira geral vêm sendo despolitizados pelos setores conservadores, em especial pelo bolsonarismo. Termos que induzem à ordem, como "Lei", agrupam-se ao nome de Bolsonaro.

Gráfico 3 Assuntos de interesse agrupados à "ideologia de gênero" no Brasil (2014-2024).

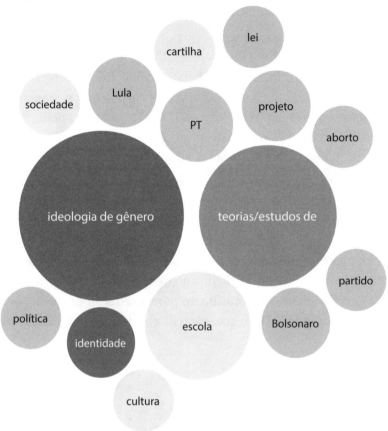

Fonte: dados sistematizados de pesquisa direta no Google Trends.

Os discursos de ódio têm ecoado e colaborado para a produção e a proliferação de grupos de extermínio de pessoas LGBTI+, especialmente pessoas trans. O ódio atinge a vida concreta das pessoas trans no Brasil, o que se reflete nos altos índices de assassinatos delas, como denunciam a Associação Nacional de Travestis e Transexuais (Antra) e a Rede Trans Brasil[9]

---

9. A Antra e a Rede Trans, duas organizações nacionais de ativismo trans e travesti, têm produzido conhecimento contrapúblico (Coacci, 2018) a partir da sistematização dos relatórios sobre o

há muitos anos. Trata-se do crescimento das ideologias de ódio que visibilizam o racismo, a misoginia, a LGBTI+fobia e toda uma gama de opressões.[10]

As políticas sexuais perfazem e se entrecruzam às políticas do corpo, um corpo que é antes de tudo território político, no qual se fundam as lutas em torno do reconhecimento da diferença. Como aprendemos com Foucault (2007, p. 147): "Nada é mais material, nada é mais físico, mais corporal que o exercício do poder". É, portanto, sobre os corpos que se engendram as marcas da violência — seja nas mortes de LGBTI+ contadas pelos movimentos sociais (Coacci, 2018), seja na desproteção que habita as estruturas socioeconômicas, biomédicas e jurídicas denunciadas pelos sujeitos políticos.

Diante das marcas da violência que constituem a vida social das pessoas LGBTI+, este capítulo buscou expressar, a partir de um cabedal teórico-metodológico, o compromisso imprimido pela direção ético-política da profissão de Serviço Social, evidenciado na compreensão, aqui partilhada, acerca dos processos que envolvem a relação entre movimentos sociais, poder público e universidade, explícitos no delineamento de teorias, políticas e práticas profissionais que contribuem para a redução de violações de direitos da população LGBTI+ e que serão discutidas nos próximos capítulos.

---

número de assassinatos contra pessoas trans na ausência de registros e dados oficiais. O Grupo Gay da Bahia (GGB) foi a primeira entidade LGBTI+ a fazer uso do "estatativismo" — estratégia de ativismo centrado na produção de dados estatísticos — para criticar as "estatísticas oficiais" elaboradas pelo Estado brasileiro, e, também, para operacionalizar as categorias de identidades que foram sendo formuladas pelos movimentos LGBTI+ (Galbieri, 2023).

10. No capitalismo, a unidade exploração-opressão se conecta fundamentalmente ao cis-heteropatriarcado e ao racismo, porque, nas relações sociais, as determinações de gênero, sexualidade, étnico-raciais e de classe se fundam de maneira indissociável. Neste livro, embora utilizemos o termo "opressões" sem destacar na escrita a unidade categorial, consideramos que: "o capitalismo não é apenas um padrão de produção: trata-se de um amplo, complexo e expansivo processo histórico-social e político-econômico. Seria, portanto, necessariamente ligado ao racismo e ao sexismo (Federici, 2017) — não como legado, mas como necessidade própria do capitalismo, pois existe não apenas uma relação simbiótica entre o trabalho assalariado contratual e a escravidão, mas também, e junto com ela, a dialética que existe entre acumulação e destruição da força de trabalho — situação que as mulheres vivenciam de forma particular através da apropriação, opressão e exploração de seus corpos, seu trabalho e sua vida" (Barroso, 2018, p. 448).

DIVERSIDADE SEXUAL E DE GÊNERO E MARXISMO

Atividades complementares

EXERCÍCIOS E TEXTOS DE APOIO

Objetivo: evidenciar as dimensões social e histórica que caracterizam a produção do gênero e da sexualidade.

Exercício 1

— A homossexualidade é antinatural, pois não faz parte da natureza.

— Tem sido exagerada a representação LGBTI+ na mídia desde os últimos anos.

— A homossexualidade pode ter relação com traumas vividos no passado.

— Crianças criadas por casais homossexuais precisarão de acompanhamento terapêutico.

— Travestis se vestem de mulher para obter mais sucesso no mercado da prostituição.

— Mulheres e homens naturalmente têm habilidades distintas para o trabalho.

— Homens são mais práticos e mulheres são mais sensíveis.

— A testosterona é o motivo para que os homens sejam mais ativos sexualmente.

— Eu chamo de "homem" quem possui um pênis, e "mulher" quem possui uma vagina.

— A taxa de HIV/Aids entre *gays* é maior, pois tendem a ser mais promíscuos.

— Manifestações públicas de afeto entre *gays*/lésbicas expõem pessoas idosas e crianças.

— Tudo bem pra mim se alguém que conheço tiver relacionamento com uma travesti.

— Para me referir a uma pessoa travesti, utilizo os pronomes masculinos.

— O correto é "opção sexual" para se referir ao desejo/afeto por outra pessoa.

— Com respeito, não tem problema perguntar sobre o órgão genital de uma pessoa trans.

— Mulheres lésbicas não conseguem manter uma vida sexual completa.
— As desigualdades entre homens e mulheres vão sempre existir.
— Toda verdadeira mulher quer e deve ter filhos.
— Todo mundo nasce com desejo sexual para homens e para mulheres.
— Sexualidade é assunto para aula de biologia e para especialistas.

Para refletir em grupo

Entregue para cada participante uma cópia das afirmativas anteriores e dê um tempo (por exemplo, 10 minutos) para responderem. Ao final, discuta com o grupo as respostas obtidas — não é necessário identificar os participantes. Abaixo de cada afirmação, a pessoa deverá responder: se concorda; se discorda; ou se não tem certeza.

Exercício 2

Assista ao documentário *Amanda e Monick* (2007, direção de André da Costa Pinto, 19min41s) disponível no YouTube (https://www.youtube.com/watch?v=LqzEAai25cE).

Para refletir em grupo

Procure refletir sobre as questões de gênero e sexualidade presentes no curta-metragem. Pense especialmente em relação ao tema da identidade de gênero e da orientação sexual, e busque relacionar com a questão étnico-racial e da classe social.

Exercício 3

Você conhece os quadrinhos de Muriel e Estênio publicados pela cartunista Laerte Coutinho? Busque alguns pesquisando na Internet. São histórias que retratam situações experienciadas por pessoas trans nas suas relações sociais.

Para refletir em grupo

Tendo em consideração os temas da violência e do preconceito, e pensando a relação entre cultura/natureza e corpo/espírito, reflita sobre a produção da heterocisnormatividade e do heterocisterrorismo. Procure também responder às seguintes perguntas: (i) O que é ideologia de gênero e como ela funciona? (ii) O que é pânico moral? (iii) O que é um pensamento conservador e qual sua origem? (iv) O que é fundamentalismo religioso? (v) De que forma podemos combater pensamentos conservadores e discriminatórios relacionados às dissidências sexuais e de gênero?

Exercício 4

Ouça a música "Homem com H", composta por Antônio Barros no início da década de 1970. A canção foi gravada pelo próprio compositor e por outros cantores, mas se tornou um ícone da música brasileira na voz do cantor Ney Matogrosso em 1981. Podemos pensar a música de duas formas: como expressão de uma masculinidade hegemônica que é desejada por modelos familiares patriarcais e reiterada por uma sociedade machista; e também como uma sátira, quando cantada em tom jocoso, exibindo a fragilidade das exigências e dos imperativos dessa mesma masculinidade, que, a partir de um pequeno descuido, pode deixar de ser (e por isso mesmo precisa ser reafirmada).

Para refletir em grupo

Depois, busque pelo documentário *Judith Butler: philosophe en tout genre*, de Paule Zadjermann (2006, 52min11s), disponível no YouTube (https://www.youtube.com/watch?v=aRquR7ybT5w). Em um dos trechos do documentário, intitulado "Caso de agressão", Butler analisa uma cena em que um garoto "afeminado" é jogado por outros garotos de uma ponte e morre. Relacione a música com a seguinte questão da filósofa: "por que alguém é morto pelo jeito como anda e por que esse jeito de andar é tão perturbador para os outros meninos que eles sentiram que deveriam erradicar a possibilidade de aquela pessoa andar novamente?".

Dicas culturais

E-BOOK

Pequeno dicionário que você não sabia que existia
E-book. Coordenação de Sonia Corrêa. Rio de Janeiro: Associação Brasileira Interdisciplinas de Aids (Abia), 2022.

O objetivo principal desse projeto é a difusão de conhecimento científico sobre a terminologia usada do debate político atual. Esse dicionário é uma versão adaptada de outro, chamado *Termos ambíguos no debate político atual: pequeno dicionário que você não sabia que existia*, publicado pelo Observatório de Sexualidade e Política (SPW), em parceria com o Programa Interdisciplinar de Pós-Graduação em Linguística Aplicada da Universidade Federal do Rio de Janeiro (UFRJ).

Disponível em: https://sxpolitics.org/pequenodicionario/. Acesso em: 22 out. 2024.

VÍDEO

O que é ideologia de gênero?
Vídeo. Sexuality Policy Watch (SPW), 2023. (1 min).

"Ideologia de gênero" é um dos termos abordados na publicação *Termos ambíguos do debate político atual: pequeno dicionário que você não sabia que existia*.

Disponível em: https://www.youtube.com/watch?v=nA2aAa6MCX4. Acesso em: 15 set. 2024.

DOCUMENTÁRIO

Género bajo ataque
Documentário. Direção de Gerónimo Centurion, 2018. (1h10min).

Filmado no Peru, na Costa Rica, no Brasil e na Colômbia, esse documentário de uma hora e dez minutos tem por objetivo informar a opinião pública e alertá-la de que nossos direitos fundamentais estão em risco e de que devemos estar preparados, onde quer que estejamos, para resistir e defendê-los.

Disponível em: https://generoeldocumental.com/inicio-br/. Acesso em: 22 out. 2024.

PODCASTS

As políticas antigênero no Brasil
Podcast. Canal Novo Normal, 2020. (31min42s).

Em seu discurso de posse, Jair Bolsonaro elegeu "conservar nossos valores" e combater a "ideologia de gênero" como prioridades. No *podcast*, fala-se sobre as políticas antigênero e a origem do termo "ideologia de gênero". Foram convidadas Sonia Corrêa, coordenadora do Observatório de Sexualidade e Política, e Isabela Kalil, professora e antropóloga social.

Disponível em: https://open.spotify.com/episode/0S31whcZNENm5zrR0yPVzY. Acesso em: 15 set. 2024.

A ofensiva antitrans na política brasileira
Podcast. Canal Café da Manhã da *Folha de S.Paulo*, 2023. (33min7s).

Um levantamento da *Folha* mostra que pelo menos 69 projetos de lei antitrans foram apresentados desde o começo de 2023 em nível federal, estadual e municipal. A maioria deles busca o veto ao uso de linguagem neutra no ensino e na administração pública. Outros pretendem barrar pessoas de competições esportivas, ou vetar a instalação de banheiros *unissex* ou multigênero em estabelecimentos.

Disponível em: https://open.spotify.com/episode/1RCixBu7PhJYjiIfu2Ir6P. Acesso em: 22 out. 2024.

Capítulo 2

Em busca de uma teorização no interior do marxismo

Uma das principais questões que esta obra procura percorrer se relaciona à necessária interlocução entre marxismo, diversidade sexual e de gênero e o Serviço Social. Entende-se, por um lado, que a temática de gênero e sexualidade está em disputa no interior da profissão e da produção de conhecimento científico do Serviço Social brasileiro (*grosso modo*, uma disputa que é política e ética, também, teórica e metodológica); e por outro, que o próprio marxismo carece de maiores conexões com essa temática, considerando que a teoria marxiana não se detém sobre o assunto (Rosário; Ferreira, 2016), e que o investimento de estudos marxistas sobre a diversidade sexual e de gênero é, apesar de promissor, recente (Toitio, 2017).

Para o Serviço Social, acreditamos que a questão da diversidade sexual e de gênero é disputada fundamentalmente em relação às suas categorias de análise — e dizer isso não significa simplificar o assunto, já que a construção de uma categoria é a síntese da reflexão dialética, como nos ensinou Ianni (2011). Mas quando conectada ao marxismo, torna-se também uma disputa sobre a noção de sujeito e sobre os fundamentos dessa questão: o sujeito do marxismo pode ser o mesmo daquele elaborado nos textos que tematizam a diversidade sexual e de gênero? A discussão da sexualidade é simplesmente um debate cultural, sobre identidade e sobre reconhecimento? A sexualidade e o gênero, assim como a classe, são ontologicamente determinados? Ou estariam submetidos à classe como mediações desta?

No Serviço Social brasileiro, parece-nos adequado dizer que nenhuma perspectiva, no quadro das principais referências nacionais sobre o tema, caracteriza-se como conservadora. Entendemos que categorizar produções científicas como "reformistas", "pós-modernas" ou "ecléticas", a partir do uso de perspectivas filosóficas dissidentes do materialismo histórico e dialético, é uma simplificação inadequada do debate, já que boa parte desse campo filosófico que se debruça sobre gênero e sexualidade (sendo talvez Michel Foucault o seu máximo expoente) é crítica do modo de produção capitalista, da desigualdade e da opressão humana, além do fato de terem dialogado com o marxismo em diferentes momentos. Além disso, diferentes autores que poderiam ser classificados nesses termos, a partir de uma perspectiva simplista, propõem mudanças estruturais e revolucionárias da sociedade heterocissexista, como poderíamos citar a produção de Paul Preciado e de Judith Butler. Logo, a área do Serviço Social deve conhecer o conteúdo desses referenciais teóricos, especialmente em momentos históricos de profunda escassez de publicações e traduções sobre o tema. Todas essas referências de circulação nacional estão no campo progressista e de construção de um projeto ético-político de luta em defesa da ampliação dos direitos, apesar das diferenças teóricas que se possa identificar.

Apesar disso, vemos recrudescer no conjunto da sociedade — e onde se localiza também o Serviço Social como profissão inserida na divisão sociotécnica do trabalho — uma reação à produção de conhecimento sobre gênero e sexualidade (particularmente em relação ao transativismo e transfeminismo), que podemos caracterizar como reacionária quando afirma, entre outras coisas, que mulheres trans não são mulheres, e que o debate sobre identidades sexuais e de gênero é pós-moderno e identitarista.

Acreditamos que existe espaço democrático para diferentes perspectivas teóricas (desde que não sejam excludentes nem violadoras de direitos); o que procuraremos aqui é justamente fortalecer uma delas, também comprometida ética e politicamente com os princípios do nosso código de ética e dos demais documentos elaborados pela categoria profissional ao longo do tempo. Para isso, é preciso também demonstrar que essa perspectiva está alinhada com a dialética crítica e revolucionária do materialismo histórico de Marx, dialogando com a produção crítica em curso sobre a diversidade sexual e de gênero e a população LGBTI+.

2.1 Sujeito e desejo para um marxismo *queer*

O marxismo como corrente filosófica é herdeiro, dirão alguns, do positivismo. Dizer isso parece significar que certos aspectos da elaboração marxiana não só conviveram, como também foram inspirados pelo seu tempo histórico — a modernidade e o espírito positivista daquele momento. Aspectos que poderiam ser percebidos já no conceito marxiano de sujeito e de objeto: um sujeito unificado e coerente, a realidade (objeto do sujeito) pensada de forma estruturada a partir de leis universais, existindo independentemente da vontade dos seres humanos e à espera de um método científico estável capaz de desvendá-la. A propósito desses imperativos, frequentemente eles são colocados em certas rodas acadêmicas como opostos às características de determinadas teorias de sexualidade — particularmente a teoria *queer* —, cujo sujeito seria descentralizado e fragmentado, a realidade seria circunstancial e relativa ao desejo humano, o que dispensaria a existência de um método, podendo a investigação científica ser conduzida a partir dos fenômenos tal como eles se apresentam.

Se é verdade, porém, que o pensamento de Marx nasceu e cresceu numa era positivista, não significa, em absoluto, que Marx fosse positivista, já que sua teoria revolucionária procurou estabelecer críticas fundamentais ao cientificismo, ao socialismo científico e ao método científico — pois, para o filósofo, a ciência não é neutra nem isenta de dogmas, e deve existir para transformar a realidade. Sua concepção sobre o sujeito também não se desenvolveu sob uma perspectiva de unidade e coerência, mas de materialidade e determinação social, sendo o objeto — a realidade social — estruturado sim por leis, mas não naturais, e sim históricas e sociais. Para Marx, a reprodução ideal do movimento da realidade se torna tão mais correta quanto mais fiel o sujeito for ao objeto (Netto, 2011), ou seja, quanto mais a realidade pensada pelo sujeito coincidir com ele próprio.

Essa reflexão não é surpreendente, já que a dialética crítica de Marx é construída justamente a partir da noção de que o ser social determina a consciência, e não o contrário. Em outras palavras, a realidade social em processo, como objeto, precisa ser investigada pelo sujeito que somente se aproximando dessa realidade (vivendo-a) consegue desvendar o seu movimento real. Para a pesquisa marxista, o sujeito precisa certamente de um método, mas que seja ele dialético, quer dizer, que tome como prerrogativa a luta entre os contrários (o movimento de tese, antítese e síntese — sempre provisória, tal como a própria realidade) e, portanto, o movimento real dos fenômenos sociais e sua processualidade. O sujeito para Marx, então, é, em primeiro lugar, um ser humano real e total, feito "de carne e osso", ontologicamente determinado.

O ser humano não é só as ideias que produz sobre si mesmo, mas é feito também a partir das condições concretas em que se insere. Socialmente determinado pela sua vida concreta, está sempre sendo, produzindo a realidade e a si a partir do seu fazer histórico, que é a sua capacidade de intervir sobre o que está no mundo (mundo este que é, consequentemente, produto social). Se a realidade é feita pelos seres humanos, se os seres humanos fazem a história e produzem a sociedade na qual eles vivem, tudo, inclusive o gênero e a sexualidade, possui um componente de decisão social, sendo parte, portanto, da atividade humana. Para Marx, a atividade humana não se distingue do pensamento sobre ela, percebendo-a "como um objeto em seu movimento, em seu vir-a-ser, e não como um 'objeto' estático" (Fromm, 1983, p. 21).

Na argumentação de Fromm (1983, p. 25), "é muito importante entender a ideia fundamental de Marx: o [ser humano] faz sua própria história; ele é seu próprio criador [...]. O processo vital da sociedade [...] não rompe seu véu místico até ser tratado como produção por [seres humanos]". Mas é um fazer histórico materialmente determinado por condições reais de existência e por isso uma "possibilidade real". Acima de tudo, Marx não esqueceu que além das circunstâncias fazerem o sujeito, o sujeito também faz as circunstâncias

(Marx; Engels, 2001). Nesse sentido, o sujeito se realiza, isto é, realiza sua própria essência somente no processo de produção e reprodução da sociedade, e como sujeito emancipado. Aqui o método em Marx aparece na sua totalidade: é ao mesmo tempo a defesa da dialética crítica, do socialismo revolucionário e da crítica à economia política.

Suspenderemos por um momento a elaboração de Marx sobre sujeito e história para observar outra filósofa, essa, por outro lado, internacionalmente identificada por sua vinculação ao pós-estruturalismo e nomeada como uma das precursoras do que ficou conhecido como teoria *queer*. Judith Butler (2012b), no prefácio à sua obra *Sujetos del deseo* — originalmente sua tese de doutorado a respeito da filosofia hegeliana —, pergunta-se, tendo como base o drama *Um bonde chamado desejo*: que tipo de viagem é o desejo que segue uma direção tão enganosa? Que tipo de veículo é ele? Ele faz outras escalas antes de chegar ao seu destino? São questões a partir das quais a filósofa busca analisar a travessia do desejo e do sujeito que deseja, já que, para ela, o desejo parece ser um lugar de certa contradição e até mesmo aleatoriedade, o que colocaria em xeque a noção unificada de sujeito característica da filosofia clássica.

> O sujeito unificado, com sua vida filosófica também unificada, tem funcionado como premissa psicológica necessária e como ideal normativo das filosofias morais desde Platão e Aristóteles. Sem um sujeito discreto com desejos internamente coerentes, a vida moral permanece na indefinição; se o desejo é ambíguo, difícil de situar e de nomear de maneira adequada, a quem lhe atribuímos essa vida? E se os desejos são aleatórios ou, no menor dos casos, contraditórios, então a vida moral é impossível ou, quando é possibilitada, se está fundada na repressão e não na autonomia verdadeira (Butler, 2012b, p. 32-33, tradução nossa).

A partir desta premissa — de que o desejo é contraditório e, também, processual, podendo acenar a paradas distintas no decorrer da sua travessia —, Butler adiciona o conceito de força a partir de Hegel, como elemento fundamental para impulsionar uma realidade interior a assumir-se no exterior de forma objetiva e determinada. Em outras palavras, poderíamos assumir que é a força — ou impulso, ato motriz, se quisermos chamar assim — que permite que um desejo se torne uma ação humana, de modo que a força "mantém uma tensão entre o que aparece e o que não aparece"; e expressa a "unidade de contrários, tão central ao pensamento dialético [...] a partir de um processo constante de dar e superar uma forma determinada" (Butler, 2012b, p. 61, tradução nossa). Assim, para ela, a força não é uma unidade estática, mas um movimento incessante e dialético.

> A noção de força confirma que existe algo que não aparece, mas é, não obstante, decisivo para qualquer dada aparência: mais ainda, indica que a realidade não coincide com a aparência, de modo que a realidade sempre sustenta uma dimensão oculta e, por sua vez, é sustentada por ela. Para poder pensar o objeto da experiência que o mundo sensível e perceptível oferece para a consciência, devemos renunciar à nossa fé na classe de pensamento cujo objeto só pode ser seres determinados (Butler, 2012b, p. 62, tradução nossa).

Apesar de a análise ser inspirada na fenomenologia de Hegel, é valiosa a admissão de que aparência e essência são faces distintas, embora componham, juntas, o fenômeno social. A atividade humana nem sempre manifesta, como sabemos a partir da tradição marxista, uma consciência crítica conectada ao ser humano genérico. Ela pode expressar formas alienadas e fetichizadas de entendimento do real, próprias da vida cotidiana e de uma análise particular e aparente a respeito dos fenômenos sociais. Independentemente disso, é o desejo que mantém a tensão entre a consciência e o ato, caracterizando uma dimensão de tomada de decisão para além daquilo que pode ser considerado determinação estrutural e ideológica.

Nesse ponto, é produtivo o diálogo com Edward Thompson (1981) e sua crítica ao marxismo que ele chama de "ortodoxo" ao adicionar o elemento da experiência social, que, para o historiador marxista, é o elemento ausente nas análises dessa vertente de pensamento. Thompson defende que a experiência humana sempre foi tratada pela análise marxista mais ortodoxa e estruturalista — que tem, para ele, Althusser como expoente — como algo meramente empírico, desimportante em comparação às determinações estruturais. No entanto, para ele, "as pessoas não experimentam sua própria experiência apenas como ideias, no âmbito do pensamento [...] ou como instinto proletário. Elas também experimentam sua experiência como sentimentos na cultura, como normas, obrigações familiares, como valores [...]" (Thompson, 1981, p. 189). Em outras palavras, os sujeitos não são determinados ou influenciados estruturalmente por uma ideologia que não dialoga com seus próprios valores e crenças, como se os sujeitos fossem levados a determinados atos e comportamentos; a ideologia é, antes, sentida e reproduzida a partir de desejos, de quereres.

Dessa forma, "os valores não são 'pensados', nem 'chamados'; são vividos, e surgem dentro do mesmo vínculo com a vida material e as relações materiais em que surgem as nossas ideias. São as normas, regras, expectativas etc. necessárias e aprendidas (e 'aprendidas' no sentimento)" (Thompson, 1981, p. 194), de modo que a influência da estrutura e dos valores ideológicos em relação à experiência humana depende de haver, nesta, algum grau de correspondência, ou seja, que haja na vida do sujeito um solo fértil para que a ideologia se espalhe e seja mesmo manipulada pelo sujeito na sua experiência vivida.

> Não estamos dizendo que os valores são independentes da coloração da ideologia: evidentemente não é o caso, e como poderia ser, quando a própria experiência está estruturada segundo classes? Mas supor a partir disto que sejam "impostos" (por um Estado!) como "ideologia" é equivocar-se em relação a todo processo social e cultural. Essa imposição será sempre tentada, com maior ou menor êxito, mas não pode alcançar nenhum êxito, a menos que exista uma certa congruência entre as regras e visão-de-vida impostas e a questão necessária de viver um determinado modo de produção. Além disso, os valores, tanto quanto as necessidades materiais, serão sempre um terreno de contradição, de luta entre valores e visões-de-vida alternativos. Homens e mulheres discutem sobre os valores, escolhem entre valores, e em sua escolha alegam evidências racionais e interrogam seus próprios valores por meios racionais. Conflitos de valor, e escolhas de valor, ocorrem sempre. Quando uma pessoa se junta ou atravessa um piquete grevista, está fazendo uma escolha de valores, mesmo que os termos da escolha e parte daquilo que a pessoa escolhe sejam social e culturalmente determinados (Thompson, 1981, p. 94).

Dizendo de maneira simples, é pela experiência social que, para Thompson (1981), a estrutura se manifesta como processo social e o sujeito é reinserido na história, como agente da história — já que é na sua vida miúda que ele toma decisões, faz escolhas, demonstra suas vontades, o que quer da vida, em que acredita, o que deseja para o futuro. Essas opções e desejos podem ser tratados por qualquer analista como corretos ou equivocados, mas certamente não podem ser menosprezados a uma dimensão de simples influência econômica, já que a forma como o sujeito manipula ou trata aquilo que recebe ideologicamente (isto é, em termos de ideologia da classe dominante) é sempre contraditória e envolve elementos que muitas vezes desconhecemos. Essa é a pauta do dia quando falamos, por exemplo, em política partidária e eleições: no Brasil, é frequente ouvirmos posições simplistas/conservadoras de que determinada região do país "não sabe votar", ou que ignora elementos fundamentais para uma tomada de decisão informada. No entanto, mais difícil é explicar a razão para uma determinada decisão coletiva, especialmente quando essa decisão dialoga com uma agenda conservadora e fascista de governo que joga contra a vida das próprias pessoas que a elegeram.

O "não saber votar", na verdade, esconde uma decisão consciente de voto, um posicionamento político aparentemente elucidado (para a interlocutora que realiza, ao menos), ainda que possa ser difícil entender as razões dessa tomada de partido. É que, apesar das tentativas de racionalizar o desejo e as decisões que realizamos, elas são, em primeiro lugar, sentidas, recebendo valores independentes da eloquência, o que talvez pudesse expressar uma leitura de realidade incompleta ou insuficiente. Quando diferentes valores convivem, a despeito de uma coerência interna (por exemplo, assumir-se progressista e apoiar, ao mesmo tempo, um sistema de governo autoritário e repressor), podemos pensar que esses valores estão ligados a uma vida cotidiana, como elaborou Agnes Heller (1978). Mas a defesa apaixonada de determinados valores, no que diz respeito àqueles que se contrapõem à ética (como o valor da liberdade, da busca pela felicidade, da solidariedade etc.) e se alinham às decisões morais (e, portanto, quando expressam moralismos), pode significar algo mais profundo que reside também na vida cotidiana: o conservadorismo.

Voltemos, então, ao marxismo na relação com o tema desta obra, as dissidências sexuais e de gênero. Por um lado, uma parte do pensamento marxista brasileiro ainda permanece, no momento contemporâneo, desvalorizando o debate em torno das identidades e tratando-as como uma preocupação "meramente cultural" — como criticou Judith Butler (1998b) — e como algo que atrapalharia a luta da classe trabalhadora. Por outro, temos movimentos sociais da diversidade sexual e de gênero que reivindicam reconhecimento identitário por meio de pautas, como a da representatividade nos meios de comunicação, o que, em certo sentido, pode ser capturado pela lógica da individualização radical, na qual o que importa é a afirmação singular da expressão do gênero e da sexualidade. Se o economicismo de uma parcela do marxismo já foi amplamente criticado e precisa de uma vez por todas ser superado, também é necessário encontrar saídas para que a pauta da diversidade sexual e de gênero seja sempre anticapitalista e contrária à captura neoliberal que reconhece as identidades, mas não busca superar as desigualdades econômicas (Ferreira, 2020).

> Judith Butler explicou que "identidades são formadas dentro das formações políticas contemporâneas em relação a certos requisitos do Estado liberal". No discurso político liberal, as relações de poder são reduzidas à lei, mas, como Michel Foucault mostrou, elas são na verdade produzidas e exercidas em uma gama de práticas sociais: a divisão do trabalho na fábrica, a organização espacial da sala de aula e, é claro, os procedimentos disciplinares da prisão. Nessas instituições, coletividades de pessoas são separadas em indivíduos que são subordinados a um poder dominante. Mas essa "individualização" também os constitui como sujeitos políticos — a unidade política básica do liberalismo, afinal, é o indivíduo. Nesse quadro, Butler argumenta que "a afirmação de direitos e a reivindicação de benefícios só podem ser feitas com base numa identidade singular lesada". Butler aponta que a palavra *sujeito* tem um duplo sentido peculiar: ela significa ter capacidade de ação, ser capaz de exercer poder, mas também ser subordinado, sob controle de um poder externo. A política no liberalismo se caracteriza por nos tornarmos *sujeitos* que participam na política através da *sujeição* ao poder. Portanto Butler sugere que "o que chamamos de política identitária é produzida por um Estado que só pode dar reconhecimento e direitos a sujeitos totalizados pela particularidade que constitui seu status de demandante" (Haider, 2019, p. 34-35, grifos do autor).

A verdade é que o pensamento marxista brasileiro não é único, tal como não são uníssonas as leituras feitas da obra original de Marx. Mesmo assim, é possível admitir que o marxismo no Brasil herda o desafio do economicismo, expressado, em muitos casos, na desvalorização em relação ao debate da subjetividade[1] e às pautas chamadas identitárias, como as das mulheres, das pessoas negras, LGBTI+ etc. Essa, inclusive, é uma crítica que reside em um texto de referência da filósofa Judith Butler (1998b), que argumenta sobre o tratamento marxista dado às questões postas pelos chamados "novos movimentos sociais" (organizados em torno de pautas de reconhecimento identitário), chamando a atenção para o fato de o marxismo tratar as demandas políticas desses movimentos como algo "meramente cultural". Em outras palavras, a esquerda política[2] teria abandonado o projeto materialista de Marx[3] ao descartar a cultura como uma determinação dos modos sociais e econômicos de produção.

---

1. Marco José Duarte aponta que mesmo Marx não tendo um trato analítico sobre subjetividade, houve uma produção significativa sobre subjetividade elaborada pelas três gerações da Escola de Frankfurt. E que, mesmo havendo uma repulsa do Serviço Social e do próprio marxismo ao debate sobre subjetividade, é preciso considerar que a questão da produção dos sujeitos vem sendo "tratada de forma preconceituosa e/ou reducionista" (Silveira, 2002 apud Duarte, 2010, p. 8).

2. Bresser-Pereira (2006, p. 25) chama a atenção para o fato de que esquerda e direita, na América Latina e especificamente no Brasil, distinguem-se através da disposição da primeira em reivindicar mudanças e "arriscar a ordem em nome da justiça social", enquanto a segunda se caracteriza pelo desejo de manutenção da ordem, do estabelecido (que é, na história da luta de classes, aquilo que sempre privilegiou os economicamente dominantes). A perspectiva de Bresser-Pereira, aparentemente, percebe a "esquerda" em alguma medida, senão totalmente, conciliada ao Estado, atuando para torná-lo o mais público e democrático possível. Deixa de lado, por isso, uma noção mais radical de Estado como instrumento burguês e inconciliável com os interesses dos dominados. Contudo, aqui, para esta definição, importa distinguir o caráter transformador da esquerda em comparação ao caráter conservador da direita (Ferreira, 2016).

3. Marx é responsável por elaborar um materialismo histórico, distante do materialismo científico tratado por ele como "mecânico"; enquanto este sustenta que só a existência da matéria pode ser comprovada, Marx estava interessado em compreender a consciência como produto das condições materiais, mas uma consciência histórica e possível de ser transformada pelos processos sociais. O materialismo histórico, cuja base é a dialética-crítica, não pode, portanto, abandonar a compreensão da processualidade dos fenômenos sociais, e aí reside a crítica de Butler ao marxismo economicista que toma as "condições materiais" como meramente econômicas e objetivas.

É pertinente, nesses aspectos, a análise de Aruzza (2011, p. 160) ao afirmar que o movimento inicial para unir duas teorias — aqui estamos buscando um diálogo entre o marxismo e a teoria *queer* rumo a um marxismo *queer* — deve ser o de "questionar a distinção e a separação de seus respectivos papéis e tarefas". A primeira ideia a ser questionada tem relação com a supremacia da classe na teoria marxiana[4] e a ausência de análise classista na teoria *queer*. Precisamos acumular conhecimento sobre outras determinações constitutivas para além da classe (Ianni, 2011), integrando-a às determinações de gênero, sexualidade, raça e etnia, corpo, nacionalidade etc., mesmo porque não nos parece que Marx tenha se esquecido disso. Se o seu pensamento trabalhou com o conceito de totalidade concreta, assumindo que o sujeito real é composto pelas condições objetivas que tem para viver, então as potenciais interpretações das suas possibilidades teóricas não excluem certo entendimento de que ele concordaria com análises sobre gênero e raça, e sobre como o capitalismo se apropria da força de trabalho de populações específicas produzindo hierarquias.

Além disso, não é possível sustentar que a análise do capitalismo (pretensamente como sinônimo de "economia") se detém exclusivamente à classe (também como sinônimo de "economia"), pois essa sustentação: (i) reduz em si mesma o capitalismo como um sistema de exploração somente

---

4. É valioso retomar novamente a reflexão de Ianni (2011, p. 410-411) em "A construção da categoria" sobre, a depender do contexto social que está sendo analisada, a classe social não ser tratada como a categoria *mais importante*. Diz o autor: "Eu mesmo fiz várias vezes referências à África do Sul. Mas nós não podemos estudar a situação da África do Sul dentro de classes sociais. Tem que incorporar raças, cultura, além de classes. Porque é uma sociedade capitalista, mas atravessada de uma multiplicidade racial e inclusive real que torna as classes complicadas. E, às vezes, as classes ficam, vamos dizer, subordinadas a outras determinações como raça, como cultura. E esses entes são particularmente importantes porque mostram como é possível explicar a África do Sul por raça, por cultura etc. Eventualmente, em uma outra dimensão, quer dizer, quanto à categoria, não há dúvida de que as categorias precisam ser recriadas. Agora, tem o seguinte: há categorias que encontram uma ressonância muito grande numa outra realidade. E outras que encontram uma ressonância muito precária. As categorias podem ser recriadas, mas com entonações diferentes". Essa passagem do seu texto aponta para nós o quanto o pensamento de Marx procurou realizar uma *análise concreta de uma situação concreta*, de modo que outras determinações da vida social — como sexualidade e gênero, neste caso — possam ganhar idêntica importância à classe, se estivermos analisando uma realidade como a do Brasil.

da dimensão econômica da vida; e (ii) reduz a classe social como uma categoria estritamente econômica. Até onde podemos sugerir a separação entre economia e cultura, e sobre como essas duas dimensões se determinam mutuamente no capitalismo e para a "luta de classes"? E até onde a classe social diz respeito só à economia?

> [...] Young critica Fraser por atribuir ao marxismo apenas categorias de crítica da economia política e nenhuma categoria de crítica cultural, por postular assim uma nova forma de oposição analítica entre o econômico e o cultural, e por reduzir o marxismo à análise e à crítica econômica do capitalismo. Contrariamente às críticas de Young, a proposição de Fraser era e continua sendo motivada por um objetivo exatamente oposto, o de superar a separação entre o cultural e o econômico e de construir um quadro teórico capaz de revelar seu entrelaçamento. [...] A utilização de dois paradigmas, redistribuição e reconhecimento, situa-se no quadro do debate filosófico contemporâneo sobre a justiça, e Fraser tenta mostrar — no mesmo terreno teórico que o de autores como Rawls, Habermas ou Honneth — a necessidade de superar a oposição entre esses dois paradigmas para elaborar uma concepção da justiça capaz de incluir os dois conjuntos que lhe são específicos. Essa tentativa decorre da tomada de consciência do perigo, amplamente confirmado a partir dos anos seguintes, da criação de uma divisão política crescente entre as políticas de identidade — e os movimentos ligados a elas — e as políticas e movimentos baseados na reivindicação de justiça econômica e social (Aruzza, 2011, p. 164-165).

Em relação às políticas identitárias, a teoria *queer* vem essencialmente para desestabilizar a noção de identidades fixas e de que elas não acompanham a processualidade do real. Longe de querer negar ou recusar a identidade, a crítica desestabilizadora presente na teoria *queer*, para Butler (1998a, p. 34), "[põe] em questão e, o que talvez seja mais importante, [abre] um termo [...] a uma reutilização e uma redistribuição que anteriormente não estavam autorizadas". Nesse contexto, mais do que abrir mão do uso de uma identidade ou de uma nomeação identitária, a teoria *queer* abre uma discussão sobre seus usos e necessidades, utilizando-as de forma subversiva e deslocando-as do contexto em que são utilizadas como algo fundado em narrativa universal e essencialista (Colling, 2010), unificadora (Louro, 2001) e conservadora de representações sociais vigentes. É nesse sentido que o conceito de identidade para os movimentos *queer* não pode representar algo estanque, tampouco deve ser percebido como de caráter idêntico em uma sociedade plural (Fernandes, 2006).

Nesse sentido, cabe abrir um parêntese para dizer que, do mesmo modo que afirmamos existir marxismos, há também perspectivas diversas no âmbito dos estudos *queer*. Ao reiterar o emprego do termo *queer* como sendo originalmente atribuído a Teresa de Lauretis, Caterina Rea (2018) afirma também a existência de outras genealogias para o *queer*, como aquela originada de feministas negras, latinas e não ocidentais. Rea se detém a nos apresentar a crítica *queer of color* destacando, por exemplo, que elas podem ser compreendidas como "teorias *queer* que abordam, sem separá-los, o gênero, as sexualidades, o racismo, a colonialidade, o genocídio, a escravidão, a pós-escravidão e a exploração de classe" (Bacchetta; Falquet; Alracón, 2011, p. 8 *apud* Rea, 2018, p. 118).

A crítica à noção da identidade feita pelo campo *queer of color*, extraída especialmente do Manifesto do Combahee River, coletivo de lésbicas negras — dentre elas, Audre Lorde e Cheryl Clarke —, foi elaborada em 1977 e apontava a identidade como algo que não se poderia definir como *"fixo, homogêneo e naturalizado, mas como algo complexo, multifacetado, dinâmico e plural"* (Rea, 2018, p. 119, grifos nossos).

O Coletivo Combahee River, em seu Manifesto, questionava-se sobre as estratégias políticas de construção de coalizões e alianças, centrando-se na simultaneidade das opressões vivenciadas por suas ativistas. Na época, as integrantes rejeitavam o separatismo lésbico proposto por muitos grupos de lésbicas brancas, em razão de acreditar ser — o separatismo — um caminho que apagava o imbricamento das opressões de raça e classe. Ainda assim, elas questionaram o modelo heterossexista, que também interpela a identidade negra em sua formação (Rea, 2018).

Fechando esse parêntese, logo a seguir propomos uma aproximação entre teoria *queer* e teoria marxiana, sustentada em sistematizações já anteriormente realizadas (Ferreira, 2018).

Quadro 1. Comparações entre teoria marxiana e teoria *queer*.

Teoria marxiana	Teoria *queer*
O movimento da história é dinâmico e processual. Os seres humanos fazem a história, portanto, ela não é fixa.	A sexualidade e o gênero são produtos da atividade humana e fazem parte do movimento da história, não sendo fixos na história de vida de uma pessoa.
O caráter processual do real, base da contradição e da historicidade, busca superar enquadramentos na perspectiva do humano integral.	Aponta as fraturas do real na perspectiva de contestar e desnaturalizar os regimes da norma, atentando para a dinamicidade das identidades.
A dialética da objetividade-subjetividade, assim como da aparência-essência e particular-universal, é parte da mesma totalidade social.	A subjetividade é analisada junto do caráter objetivo da vida (interseções de marcadores da diferença).
Contradição como parte do real, o encontro entre teses antagônicas, os opostos como unidade, a negação inclusiva na perspectiva dialética.	Reconhece-se a diversidade por meio do hibridismo, da convivência e da existência do gênero para além do binarismo.
Pensa-se antes sobre o concreto, que é resultado da prática como critério de verdade, e que diz respeito aos dominados e aos dominantes.	Necessário ouvir as vozes e experiências das pessoas subalternas e desocultar/desfetichizar as ideologias narradas por quem está no "centro".
Algumas pessoas são incluídas precariamente no processo de produção e reprodução capitalista e, por isso, são consideradas de menor importância.	O abjeto é a vida cuja materialidade é considerada de pouca ou nenhuma importância, e que não é inteligível culturalmente.
O sujeito e a sua consciência são construções históricas, expressam condições reais, porque são produtos da atividade humana no social.	Gênero e sexualidade são instáveis porque são histórica e socialmente produzidos, sendo mais algo que fazemos do que algo que somos.
Quer explicar e transformar a realidade propondo a superação do modo econômico capitalista, tendo, por isso, caráter transformador.	Pretende trabalhar pela superação do binarismo de gênero e da heterocisnormatividade, buscando desestabilizar a norma, o *status quo*.
A cultura popular é uma releitura e uma maneira de resistir aos padrões impostos pela cultura dominante, desocultando a reprodução alienada.	Não busca a assimilação, problematiza a ordem social e reinterpreta-a para ter significado às classes subalternas.
Faz a mediação entre a unidade e a totalidade, o particular e o geral, o uno e o múltiplo, o sujeito e a estrutura, a vida miúda e as macropolíticas.	Gênero/sexualidade (e outros marcadores sociais) são teorizados a partir de uma política das diferenças (particular) e das estruturas de normalização.
Busca explicar para superar, pois quer provocar rupturas indo à raiz, tendo perspectiva revolucionária.	Vai à raiz na intenção de contestar, desestabilizar e transformar o real, tendo perspectiva transgressora, desestabilizadora.

Fonte: elaborado a partir de Ferreira (2018).

Para além do que está disposto no Quadro 1, acreditamos que seja necessário estabelecer também a distinção proposta por Fraser (2006) entre redistribuição e reconhecimento, uma vez que a opressão contra os gêneros e as sexualidades dissidentes não possui origem fundamentalmente na economia política — já que se distribui em todas as classes —, embora, por outro lado, determinações de gênero e sexualidade possuam, sim, consequências econômicas e materiais, tendo por isso fortes componentes na economia (distinguir, portanto, essas duas dimensões não é negar a intrínseca relação que mutuamente estabelecem). Esse esquema analítico[5] de Fraser também contribui para a união da teoria marxiana e da teoria *queer*, na medida em que estabelece uma ponte entre duas dimensões distintas que, juntas, compõem a noção de justiça social proposta pela autora.

É certo que a dimensão da redistribuição econômica e a dimensão do reconhecimento/representação se diferem; entretanto, também possuem entrelaçamentos. A seguir, podemos consultar outra síntese provisória das possíveis pontes entre pensamento marxiano e pensamento *queer* a partir da concepção de sujeito, procurando demonstrar que a noção de sujeito, de identidade e de realidade se aproxima em ambas as perspectivas, ainda que possam ser herdeiras de epistemologias diversas.

É certo dizer que essa é uma proposta analítica e, como já mencionamos, ela pretende conviver com outras elaborações que na tradição marxista brasileira e internacional contribuem fundamentalmente com o campo dos estudos de gênero e sexualidade. Nesse aspecto, vale a pena revisarmos a produção científica do pensamento marxista sobre sexualidade e gênero, assim como as elaborações trans e *queer* que têm se conclamado marxistas.

---

5. A justiça em Fraser (2002) é bidimensional e opera na necessidade de existir uma redistribuição de recursos materiais que garanta "independência e voz" aos sujeitos; "[...] a segunda condição requer que os padrões institucionalizados de valor cultural exprimam igual respeito por todos os participantes e garantam iguais oportunidades para alcançar a consideração social" (Fraser, 2002, p. 3). A segunda é identificada pela autora como princípio da política de reconhecimento, e para ela não deve haver uma preponderância de uma sobre a outra, pois redistribuição e reconhecimento precisam caminhar concomitantemente. Em seguida, Fraser (2007) adensa essa analítica com a perspectiva de representação ou paridade de participação nas esferas de decisão.

Quadro 2. Concepção de sujeito.

	Pensamento marxiano	Pensamento *queer*
Ideias atribuídas	Sujeito unificado e coerente: herdeiro do pensamento cartesiano positivista que pensa um sujeito racional.	Descentramento e fragmentação do sujeito: a crise da identidade unificada leva à desestabilização da noção vigente de sujeito.
Síntese provisória	Na teoria marxiana, vale mais o conceito de totalidade concreta. Marx não estabeleceu o economicismo (e, portanto, a classe social como sinônimo do econômico); simplesmente não se deteve sobre outros marcadores, apesar de considerá-los. O deslocamento das identidades (raça, gênero, nação etc.) produz a percepção de contextualidade, isto é, só é possível pensá-las do ponto de vista das relações em que se inserem. Não há hierarquização nem sobreposição de categorias, mas intersecção. A dominação de classe não é apenas econômica, mas também política e social; não é possível distinguir até onde vão a dimensão econômica e a dimensão cultural.	
Ideias atribuídas	A identidade do sujeito é estável e fixa, o que produz segurança e integração social.	A identidade do sujeito é dinâmica e pode ser utilizada de maneira temporária em cada relação que estabelece com outros sujeitos.
Síntese provisória	Nem pensamento *queer* nem pensamento marxiano compuseram um sujeito fixo, essencial e estável; por outro lado, ambos tratam a dinamicidade do sujeito tendo referências distintas. O marxismo se volta para a estrutura, acreditando que os sujeitos se produzem por meio do caráter dinâmico dos próprios processos sociais, por meio do fazer histórico que constrói o próprio sujeito da história. O pensamento *queer* se volta para as relações sociais e as micropolíticas, desvendando a característica dinâmica das identidades do sujeito a partir de sua experiência como sujeito inscrito objetiva e subjetivamente no social. Nesse caso, opta-se por uma noção de realidade em três níveis: estrutura, relações sociais e subjetividade.	
Ideias atribuídas	É possível estabelecer metanarrativas sobre as experiências por meio da condição de classe e de categorias gerais, como "ideologia" e "trabalho".	Não é possível estabelecer metanarrativas sobre as experiências, pois as relações do sujeito são contextuais e particularizadas.
Síntese provisória	É verdade que o marxismo se apoia em metanarrativas por ser uma teoria geral totalizante. Apesar disso, o pensamento *queer* também produz generalizações, mesmo que procure, o máximo possível, atentar para as particularidades de cada sujeito segundo noções sobre o território, a raça, o gênero etc., e procurar borrar as fronteiras dos binarismos. Quando se diz o que o sujeito *queer* "é" (ou o que ele não é), produz-se uma conclusão geral, ainda que provisória (e, por isso, uma metanarrativa). A noção de algo fora do campo classificatório também aparece em certos discursos *queer*; mas se o sujeito está sempre inscrito na cultura de determinada sociedade, como dizê-lo fora da inteligibilidade cultural?	

Fonte: elaborado a partir de Ferreira (2018).

2.2 Feminismo materialista, marxismos trans e *queer*

É importante dizer que o marxismo permaneceu muito tempo invisibilizando as determinações de sexualidade e de gênero e, quando o fez, num primeiro momento, foi na intenção de demonstrar, na maioria das vezes, que essas eram opressões secundárias, menos importantes que a exploração econômica e subordinadas a ela (Aruzza, 2011). A situação das mulheres como movimento autônomo capaz de defender seus direitos e de caráter internacional, por exemplo, só representará um desafio para os estudos marxistas a partir dos anos 1960 (Godinho, 1989). Antes disso, e principalmente no contexto da crítica que Marx fazia ao sistema capitalista, a desigualdade com origem na diferenciação entre os gêneros e sexualidades não foi tema de preocupação.[6]

Na elaboração marxista, "[...] permaneceu a lacuna de uma compreensão efetiva da opressão sofrida pelas mulheres na nossa e em outras sociedades, do papel [que] cumpre, dos mecanismos de sua reprodução e do potencial revolucionário da luta contra essa opressão" (Godinho, 1989, p. 3). Essa invisibilidade se devia à percepção restrita da época que "condicionava o domínio masculino inquestionado no seio do movimento socialista [...] pelo horizonte intelectual de uma visão de mundo machista [...] refletindo os interesses dos homens como gênero" (Godinho, 1989, p. 3), e

---

[6]. Nunes (2018) relembra que, provocados por Karl Heinrich Ulrichs, pioneiro na defesa da dignidade homossexual, Marx e Engels viram na homossexualidade uma degeneração advinda das sociedades burguesas e capitalistas, ou como encontramos em *A origem da família, propriedade privada e do Estado*, de Engels: "repugnantes práticas da pederastia" (Engels, 2012, p. 86). No entanto, Nunes também recupera, a partir de Peter Fry e Edward MacRae, um tempo em que luta de classes e luta contra opressão sexual coexistiram, isso observando a União Soviética pós-revolucionária, quando destaca-se o II Congresso Internacional para Reforma Sexual, em 1928, com participação de expoentes como Alexandra Kollontai. Com Lênin, a URSS descriminalizou a homossexualidade para "se distinguir das políticas disciplinarizantes da Europa ocidental e da 'inferioridade' do Oriente" (Nunes, 2018, p. 296), o que não garantia ausência de discriminação e perseguição, em especial aos homens homossexuais. Mas, desde a Rússia Imperial, havia uma tolerância à homossexualidade, em razão da ausência de investimento na ciência médica para desenvolver estudos sobre o tema e por não interessar em gastar recursos com reforços policiais para perseguir homossexuais nas ruas (Nunes, 2018). Os históricos de experiências como a stalinista e maoísta acabaram por invisibilizar os avanços na questão sexual durante o período de liderança de Lênin (Wolf, 2021).

servindo como benefício para a manutenção do domínio masculino e da submissão feminina.

Um exemplo do que se está falando pode ser encontrado na perspectiva biologicista do sexo, isto é, na sua dimensão restritamente biológica, como dado natural e espelhamento de uma característica sexual (perspectiva que ainda pode ser encontrada entre alguns círculos marxistas[7]). Uma das poucas afirmações realizadas pelas feministas, independentemente de filiações epistemológicas, e que foi acompanhada de modo uníssono pela maioria das teóricas, e permanece sendo a superação das categorias "mulher" e "homem" (Hemmings, 2009) como expressão de um corpo biológico e produto da natureza. Essa maneira de analisar o gênero como sinônimo de Mulher (com maiúscula, o que sugere uma mulher genérica e universal), no entanto, ainda está presente em muitos dos debates marxistas. Dessa forma, é necessário ao marxismo acompanhar esse tensionamento a partir da evidência de uma dimensão relacional implicada às relações sociais do sexo/gênero, de modo que não pode haver homem/masculino sem a relação com mulher/feminino e vice-versa (como uma relação social e historicamente produzida).

Já na obra marxiana, é possível encontrar, vez ou outra, o retrato da situação e do papel dirigidos às mulheres na sociedade como ilustração para explicar as concepções sobre o todo da realidade. Nos *Manuscritos econômico-filosóficos*, por exemplo, Marx evidencia que em um comunismo grosseiro e irrefletido (ou seja, na sua primeira forma), "o casamento (que é incontestavelmente uma forma de propriedade privada exclusiva) contrapõe-se à comunidade das mulheres, em que a mulher se torna uma propriedade comunitária e comum" (Marx, 2008, p. 190). Ele apresenta, assim, o corpo da mulher como assujeitado ao homem mesmo em um comunismo primitivo,

---

7. Shulamith Firestone e Kate Millet são duas feministas e teóricas importantes da década de 1970 que exemplificam essa questão. Influenciadas pelo pensamento de Marx e precursoras do chamado feminismo radical, acabaram, em suas obras, reduzindo o sexo e a desigualdade entre os sexos à dimensão da natureza/biologia, isto é, a partir de elementos do corpo físico e dos sentimentos/psique. No entanto, fazem essa redução produzindo uma crítica ao materialismo histórico. Marcele Silva (2022) argumenta que essas autoras produziram, por vezes, um materialismo a-histórico, cuja consequência é uma explicação biologizante das relações de gênero.

já que o corpo da mulher deixa de ser "propriedade privada" de um único homem para pertencer à comunidade de homens como "prostituição universal", segundo as palavras do autor. Marx não avança em demonstrar sua opinião sobre como as mulheres deveriam ser tratadas em um comunismo mais aprimorado, mas deixa em aberto a questão apontando simplesmente que o assujeitamento feminino se manteria na primeira etapa comunista (Ferreira, 2015).

Entretanto, em *A ideologia alemã*, é possível verificar opinião diferente de Marx e Engels a respeito da situação das mulheres, desta vez com relação à família:

> Encerra portanto a propriedade, cuja primeira forma, o seu germe, reside na família onde a mulher e os filhos são escravos do homem. A escravidão, certamente ainda muito rudimentar e latente na família, é a primeira propriedade, que aliás já corresponde perfeitamente aqui à definição dos economistas modernos segundo a qual ela é a livre disposição da força de trabalho de outrem (Marx; Engels, 2001, p. 27).

Demonstram, assim, conhecerem a opressão da mulher e a dominação do homem sobre tudo que ele considera frágil, e fica implícito que repudiam tal opressão e não a naturalizam, já que a reconhecem como propriedade privada — o que entendem que deva ser superado. Já sobre o tema da sexualidade, encontramos em Engels aspectos claros do heterossexismo como estrutura que concede coerência e naturalidade à heterossexualidade. Ele não só apresenta a mulher grega como responsável pela traição conjugal masculina (como se o homem grego só praticasse a poligamia depois de ver sua mulher fazendo-o), como também afirma que os gregos, quando da prática da homossexualidade, são, nas palavras do autor, repugnantes.

> [...] apesar da reclusão e da vigilância, as gregas achavam muitas e frequentes ocasiões para enganar os seus maridos. Estes, que se teriam ruborizado de demonstrar o menor amor às suas mulheres, divertiam-se com toda espécie de jogos amorosos com hetairas; mas o envilecimento das mulheres refluiu sobre os próprios homens e também os envileceu, levando-os às repugnantes práticas

da pederastia[8] e a desonrarem seus deuses e a si próprios, pelo mito de Ganimedes[9] (Engels, 2012, p. 86).

Outro ponto que deve ser analisado na obra de Engels é o fato de o autor não ter considerado as práticas afetivo-sexuais fora dos padrões heterossexuais em *A origem da família, da propriedade privada e do Estado*. Entende-se que os objetos de estudo de Engels não eram os modelos familiares nem as formas de relacionamentos, senão propriamente as relações sociais como propriedades privadas. Todavia, ele reconhece que existiam nos tempos primitivos "relações sexuais não reguladas", em que homens e mulheres mantinham entre si relacionamentos heterossexuais em comunidade, de forma poligâmica (Ferreira, 2015).

A única pesquisa antropológica feita por um homossexual assumido é o estudo de Tobias Schncbaum, que viveu com um grupo tribal Amarakaeri do Amazonas peruano. Em seu livro *Keep the River on Your Right*, ele descreveu os costumes sexuais dessa tribo totalmente isolada do contato com o homem branco — as mulheres e filhos *amarakaeri* dormiam separados dos homens. As relações na tribo eram unicamente homossexuais, tanto do homem como da mulher. Só nas ocasiões cerimoniais, duas ou três vezes por ano, existia a relação heterossexual, visando unicamente à reprodução (Okita, 2007, p. 27).

Os Nhambiquara resolvem também o problema de outra maneira: pelas relações homossexuais a que chamam poeticamente: *tamindige kihandige*, isto é, o *"amor-mentira"*. Tais relações são frequentes entre as jovens e ocorrem com uma publicidade bem maior que a das relações normais. Os parceiros não se retiram para o mato, como os adultos de sexos opostos. Instalam-se junto da fogueira,

---

8. A referência ao termo pederastia remonta à Grécia Antiga, quando as práticas sexuais entre homens mais velhos e homens mais jovens eram comuns. Na literatura especializada, ora essa referência é tratada como prostituição masculina, aludindo a bordéis de rapazes onde os mais desejados encontravam-se na fase da puberdade até o aparecimento da barba e dos pelos; ora a referência quanto aos atos sexuais entre gregos adultos e jovens dizia respeito à troca de conhecimentos sexuais e à educação sexual (Ullmann, 2007). Não se tratava, portanto, da pederastia tal como a compreensão contemporânea, já que dizia respeito a uma expressão cultural da época na qual o jovem servia ao mais velho pelo prazer ou para aprender as práticas sexuais.

9. Ganimedes, na mitologia grega, era um príncipe de Troia raptado por Zeus devido à paixão que este sentiu ao avistá-lo.

sob o olhar divertido dos circunstantes. O incidente dá lugar a gracejos geralmente discretos; essas relações são consideradas infantis, e quase não se lhes presta atenção (Lévi-Strauss, 1957, p. 334).

Essa invisibilidade indiciária do tema da diversidade sexual também esteve presente nos debates da esquerda política quando do surgimento dos primeiros grupos *gays* e lésbicos. Como afirmamos em nota de rodapé anteriormente, o comunismo da União Soviética acreditava que a homossexualidade masculina era uma doença da burguesia da Europa Ocidental (práticas chamadas por eles de perversões sexuais) (Jesus, 2010). Nos primeiros debates sobre o movimento homossexual levados nas universidades brasileiras:

> [...] era quase inevitável que alguém se manifestasse para colocar, se a luta homossexual não seria uma questão a ser resolvida depois da transformação política, econômica e social do sistema, que culminaria no desaparecimento do Estado. Implícita nesta colocação, no entanto, estava sempre a perspectiva de "solução" da questão homossexual através do afogamento dos homossexuais, que também desapareceriam. [...] Sobrava, então, o movimento homossexual prensado, por um lado, pela esquerda ortodoxa com sua moral burguesa, que ridicularizava o movimento e, por outro, pelos grupos de homossexuais que ignoravam qualquer discussão sobre uma possível combinação da luta homossexual no contexto da luta de todos os explorados e oprimidos (Okita, 2007, p. 16-18).

De um lado, estudantes e profissionais da esquerda universitária protestavam sua fidelidade ao dogma da luta de classes e ao carisma do proletariado. De outro, nós reivindicávamos a originalidade de nossa discussão e independência de nossa análise, não abrangidas necessariamente pela luta de classes, mas nem por isso menos preocupadas com a transformação social (Trevisan, 1986, p. 206).

O tema da diversidade sexual e de gênero só foi começar a ser introduzido na esquerda com o surgimento dos estudos e das atuações políticas das feministas marxistas. Em termos gerais, o que as feministas marxistas trouxeram de maior contribuição foi rearticular as discussões de gênero à categoria de classe social e, com menor força, também à categoria de raça/etnia. Esse movimento é essencial para compreender o ser humano concreto nas suas relações sociais, "uma vez que essas experiências adquirem um colorido de gênero articulado com o de classe e raça, promovendo elementos comuns, mas também diferenças" (Matos, 2008, p. 7). Também trazem à tela a noção de patriarcado[10] como sistema de dominação, entendendo sua supremacia para além da opressão feminina.

Em outras palavras, essas feministas demonstram que as análises marxistas não pressupõem uma explicação a partir de uma interpretação estritamente econômica do real (como querem fazer crer muitos mitos a respeito), pois têm ciência de que existe "um nível da realidade que não deriva diretamente da economia" (Firestone, 1976, p. 16). Uma análise marxista, ao contrário, quer explicar e transformar o real, parte do concreto e volta a ele como concreto pensado, é materialista e opera categorias que mostram a realidade social como sendo ao mesmo tempo dialética, contraditória, dinâmica e em sua totalidade, pois se pauta em categorias explicativas da realidade que emanam do próprio objeto na busca do desocultamento da estrutura e da dinâmica/processos pelos quais passam o fenômeno. Mas, ao mesmo tempo, uma análise marxista não se esquece da centralidade do econômico, porque o modo de produção capitalista reduz todas as coisas à mercadoria, e as classes são divididas entre aqueles que possuem os meios de produção daqueles que não possuem e constroem socialmente toda a riqueza (Ferreira, 2015).

Além das feministas marxistas, é fundamental reconhecer produções pioneiras, no campo comunista,[11] refletindo a ação política em prol da

---

10. "Entende-se por sociedade patriarcal a que mantém como unidade básica a estrutura familiar dominada pelo pai. [...] Assim, o patriarcado é o sistema cuja principal instituição, a família, se encarrega de perpetuar os valores da dominação e da opressão da mulher" (Gutiérrez, 1985, p. 22-23).

11. Em relação ao debate da diversidade sexual e de gênero no seio dos Partidos Comunistas, é preciso considerar que sempre existiram tensões, mas que, ao menos no contexto atual brasileiro, tem se visto um crescimento dessa discussão. Ainda assim, no contexto internacional, recentemente o Partido Comunista da Grã-Bretanha (*Communist Party of Britain* — PCB) se manifestou assumindo posições transexcludentes. No Chile, o PC se ausentou da Marcha do Orgulho por vê-la como capitalista. Conforme Holly Lewis (2023, p. 294): "essa continua sendo uma prática comum na esquerda marxista [...] com frequência, condenam de forma polêmica qualquer problema social como um

libertação LGBTI+. Uma recente e importante tradução, publicada em 2023 pela editora Boitempo, que envolveu um dos primeiros esforços de teorizar a práxis do movimento de libertação *gay* e lésbico da década de 1960, está na obra de Mario Mieli, comunista italiano e homossexual, que no Brasil ganhou o título de *Por um comunismo transexual*, originalmente intitulado *Elementi di critica omosessuale*, quando fora publicada no ano de 1977, na Itália. Em diálogo contínuo com Marx e Freud, Mieli (2023) articula duras críticas à psicanálise, mesmo assumindo a condição universal de bissexualidade, proposta por Freud em alguns de seus escritos. A repressão e a origem histórica do tabu anti-homossexual, descritas pelo autor, demonstram a violenta perseguição contra LGBTI+, antes de 1960 e na década de 1970, quando escreve a obra.

Mieli (2023) também trava conversas com Jung e Reich, que o levam a compreender que a natureza de todos os seres humanos é, além de bissexual, intersexo e transexual. Essa natureza é castrada pela repressão e por tabus, responsáveis por estabelecer uma norma heterossexual. Ele indica a homossexualidade como uma ponte para uma "dimensão existencial radicalmente diferente" (Mieli, 2023) e afirma que a presença do desejo homoerótico, normalmente negada na ideologia capitalista-heterossexual, é universal. Ele delimita como *transexual* a nossa disponibilidade erótica potencial, castrada e recalcada pela repressão, indicando a transexualidade como o *telos*, ou seja, a finalidade interna, da luta pela liberação do Eros.

Por fim, Mieli reiterava a importância da liberação da homossexualidade como condição *sine qua non* para a emancipação humana. Ele acreditava que a exposição das tendências homoeróticas poderia garantir uma comunicação totalizante entre os sujeitos. Embora Mieli sustente uma naturalização da condição não heterossexual, em seu pensamento ele expõe ideias que frequentemente o aproximam do que hoje chamamos de não binariedade. Seus escritos, de certa forma, contribuem para o borramento das

---

produto do capitalismo". Quando se reduz a LGBTIfobia ao seu uso instrumental feito pelas classes dominantes, a explicação omite qualquer ligação direta entre a transformação econômica socialista e a erradicação do sexismo. "Essa falta de clareza prejudica o desenvolvimento de um projeto marxista mais amplo quando se trata de erradicar opressões específicas."

fronteiras identitárias, um caminho também percorrido pelos estudos *queer* anos mais tarde.

De acordo com Herold Júnior (2008 apud Nunes, 2018), um dos dilemas mais críticos ao materialismo histórico seria sua dificuldade em lidar com as questões postas pelos estudos do corpo. Do mesmo modo, afirma ele, tornou-se comum que algumas análises marxistas nomeiem essa temática como "modismo", desviando de questões mais "estruturais". Herold Júnior aponta, ainda, que os estudos sobre a corporeidade, embora originários do que tem se chamado de "paradigma pós-moderno", ganham profundidade ao se orientarem por bases sustentadas no materialismo histórico.

Nunes (2018), ao analisar o caminho adotado por Herold Júnior, afirma que este escolhe David Harvey, em "O corpo como estratégia de acumulação" (capítulo do livro *Espaços de esperança*), e Ellen Wood, em *O que é a agenda pós-moderna*, para apontar em diálogo com o primeiro teórico os limites do paradigma pós-moderno no trato com o corpo, em que, nos termos de Harvey, o fariam com uma "autorreferencialidade narcisista". E, em diálogo com Wood, a corporeidade seria, assim como a repressão sexual e outros "temas pós-modernos" (aspas por ser o termo usado pela teórica), apenas mais uma identidade, além da de classe social.

Diante disso, precisamos retomar três pontos cruciais que temos dito desde a introdução deste livro: (i) apesar de o capitalismo ter se mostrado uma arena favorável para a emergência da identidade *gay* (D'Emilio, 1983), não será ele — o capitalismo — que promoverá o fim da violência em razão da orientação sexual e da diversidade de gênero; (ii) se há uma unidade entre exploração-opressão, o corpo e a corporeidade não devem ser vistos sem relevância estrutural suficiente, muito menos como temas exclusivos da agenda pós-moderna (Nunes, 2018), mas devem estar na agenda marxista em função dessa unidade categorial (Barroso, 2018), distanciando a análise do corpo de uma autorreferência do *self*; (iii) embora condescendentes com a desimportância do corpo, da sexualidade e do gênero, as críticas de Harvey e Wood, trazidas por Herold Júnior (2008 apud Nunes, 2018), precisam ser enfrentadas por boa parte do campo pós-estruturalista, de modo a não disseminar uma visão equivocada do sujeito, reduzindo-o às suas marcas corporais ou às suas experiências do corpo.

Além do corpo, outra questão incômoda para o materialismo histórico e, em especial, para o feminismo marxista localiza-se no discurso. Fraser (2022) elabora duas perguntas que a moverá a produzir argumentos imprescindíveis para buscar soluções para esse imbróglio: qual seria a contribuição de uma teoria do discurso para o feminismo? E o que as feministas querem de uma teoria do discurso? Para ela, uma concepção de teoria do discurso contribuiria para: (i) o entendimento sobre como as identidades sociais são moldadas e alteradas ao longo do tempo; (ii) a compreensão de como agentes coletivos, sob condições de desigualdades, se formam e se desfazem; (iii) a percepção de como a hegemonia cultural de um grupo é assegurada e disputada; (iv) colocar em tela perspectivas emancipatórias de prática política e de transformação social.

Diante disso, Fraser (2022) analisa as contribuições de Julia Kristeva e Luce Irigaray no que tange a uma teoria do discurso, e conclui que:

> [...] os modelos pragmáticos enfatizam o contexto social e a prática social da comunicação e investigam uma pluralidade de lugares e práticas historicamente variáveis. Como resultado, essas abordagens nos possibilitam pensar as estruturas sociais como complexas, variáveis e discursivamente construídas. Essa, a meu ver, é a melhor maneira de evitar algumas das dificuldades que encontramos em Kristeva. Identidades sociais complexas, inconstantes e discursivamente construídas oferecem uma alternativa tanto a concepções de identidade de gênero reificadas e essencialistas quanto a simples negações e dispersões de identidade. Elas nos permitem navegar com segurança entre os escolhos gêmeos do essencialismo e do nominalismo, entre, de um lado, a reificação das identidades sociais das mulheres sob os estereótipos da feminilidade e, de outro, a pura dissolução dessas identidades na nulidade e no esquecimento. *Meu argumento, portanto, é que com o auxílio da concepção pragmática do discurso podemos aceitar a crítica ao essencialismo sem nos tornarmos pós-feministas.* Isso me parece um auxílio inestimável, pois, enquanto não se puder falar legitimamente de pós-patriarcado, não é hora de falar de pós-feminismo (Fraser, 2022, p. 201, grifos nossos).

Nessa seara, Fraser (2022) argumenta que a distinção entre as lutas por reconhecimento de identidades e aquelas por distribuição de bens materiais e serviços é inconsistente, o que a faz identificar essas falsas dicotomias como típicas do que ela denomina "era pós-socialista". Ao se recusar a aceitar os dualismos entre o cultural e o socioeconômico, assim como entre teoria crítica e pós-estruturalismo, a autora demonstra, ainda, como as esquerdas rotuladas como "sociais" e "culturais" podem se aliar a partir de objetivos comuns, como o compromisso com a justiça social, o qual ela se esforça para dar significado e normatizar teoricamente.

A questão da identidade vincula-se, ainda na discussão de Nancy Fraser (2007), a outra dicotomia: aquela entre políticas de redistribuição e de reconhecimento. Aqueles grupos políticos e teóricos que colocam o reconhecimento em seu centro tratam a diferença, mais do que a igualdade, como categoria de análise para pensar a realidade de minorias sexuais, raciais e de gênero. Por outro lado, ainda segundo Fraser (2007, p. 102), "alguns proponentes da redistribuição entendem as reivindicações de reconhecimento das diferenças como uma 'falsa consciência', um obstáculo ao alcance da justiça social". Nesse campo de tensões, os *estudos queer* podem ser situados, *grosso modo*, no campo do reconhecimento.

No livro *Ebisteme: bissexualidade como epistemologia*, lançado em 2022, e no artigo intitulado "Notas para um materialismo bi-alético", publicado em 2020, Marília Moschkovich, socióloga brasileira, apresenta pensamento ensaístico, que examina de que maneiras o conceito de gênero pode ser visto como disruptivo devido à sua adoção da dialética, como solução teórica para os desafios enfrentados pela investigação e pela luta feministas. O primeiro texto traz uma contribuição inspirada em Butler, que se localiza na crítica às monossexualidades (heterossexual/homossexual) e, por consequência, ao monossexismo, postura que devemos incorporar em nossas ações políticas e teórico-metodológicas. Já no segundo texto, a autora propõe uma abordagem "bissexual" para as proposições de Hegel e Marx sobre a dialética como método, explorando as possibilidades revolucionárias dentro do sistema de gênero, por meio do conceito de negação/negatividade, em diálogo com as ideias de Adorno.

O trabalho de doutorado do assistente social Djonatan Kaic Ribeiro de Souza (2023), sistematizado no artigo "A heteronormatividade como estranhamento", destaca-se por sua abordagem marxista na análise da construção social da sexualidade, utilizando os elementos constitutivos do complexo do estranhamento desenvolvido por Lukács. Segundo Souza, essa abordagem teórica permite compreender a sexualidade não como um problema conceitual ou ontológico, mas como um problema social e histórico, que se constitui nos processos sociais. A utilização do conceito de estranhamento possibilita evitar a visão reducionista que trata a questão sexual como um mero epifenômeno ou subalterno da estrutura econômica. Pelo contrário, enfatiza-se a função das opressões, incluindo as de gênero e sexualidade, para a manutenção do sistema capitalista. Dessa forma, o trabalho de Souza (2023) contribui para uma análise mais ampla e complexa das relações sociais, destacando o imbricamento entre classe, gênero e sexualidade na reprodução das estruturas de poder e dominação.

Souza (2023) argumenta, ainda, que o estranhamento na questão sexual está intrinsecamente ligado ao fato de que a sexualidade humana é moldada por conteúdos sociais construídos ao longo do desenvolvimento do ser social. Esses conteúdos são produtos das transformações societárias e podem ser tanto emancipatórios quanto estranhados. Ao longo dos últimos séculos, argumenta o autor, desenvolveram-se conteúdos que degradam a sexualidade humana, incorporando formas sociais de inferiorização e subjugação da mulher em relação ao homem. Ele destaca que o estranhamento na vida sexual surge da complexa relação dialética entre o componente erótico/sexual, que é uma base irrevogável da sexualidade, e a influência das transformações sociais, dos conteúdos socialmente construídos e das dinâmicas das relações de gênero. Essa análise aponta para a importância de compreender a sexualidade não apenas como uma questão individual ou biológica, mas também como um fenômeno profundamente enraizado nas relações sociais e nas estruturas de poder e dominação presentes na sociedade. O estranhamento na vida sexual, portanto, é resultado das dinâmicas complexas e contraditórias das relações de gênero e das transformações sociais ao longo da história.

Nesse sentido, a heterossexualidade é uma identidade sexual que se apresenta como uma norma do ser social, influenciando a percepção do que é considerado normal e natural em termos de sexualidade. No entanto, como discutimos anteriormente, essa identidade é um produto histórico do avanço científico sobre o corpo e o sexo biológico, consolidado na sociedade capitalista. Os conhecimentos sobre as características do corpo, de órgãos, células e fluidos corporais tornaram-se a base social, política e científica para justificar a heterossexualidade como algo natural, regulando as condutas humanas e construindo uma identidade entre heterossexualidade e natureza (Souza, 2023).

Portanto, como aponta Souza (2023), é crucial desnaturalizar a heterossexualidade, rompendo com a produção de significados e identidades fixas que atribuem caráter de natureza a essa orientação sexual. Isso implica uma política de "desconstrução sistemática da naturalização das práticas sexuais e do sistema de gênero", conforme proposto por Preciado (2014), promovendo uma ruptura com a produção de identidades baseadas na diferença sexual e na dicotomia entre heterossexualidade e homossexualidade.

No Serviço Social brasileiro, também se destaca a recente tese de Rodrigo Augusto Leal da Silva (2024) sobre marxismo *queer*. Seu trabalho produz uma contribuição valiosa a partir da recuperação dos principais teóricos sobre o tema e da mediação que estabelece entre o pensamento de Marx e Butler. Tendo a categoria desejo como centro de sua análise, Silva (2024) defende que a categoria aparece na obra do jovem Marx, distinguindo-se da noção de falta/ausência (em Hegel e, depois, em Freud e Lacan) e de potência (em Deleuze e Guattari, embora estes a partir da leitura do jovem Marx), aproximando-se da noção de força — anteriormente observada neste livro também na obra de Butler (2012b) com base na leitura de Hegel — e indicando tanto a dimensão subjetiva do sujeito quanto a existência da subjetivação: "o homem enquanto ser objetivo sensível é, por conseguinte, um *padecedor*, e, porque é um ser que sente o seu tormento, um ser *apaixonado*. A paixão (*Leidenschaft, Passion*) é a força humana essencial que caminha energicamente em direção ao seu objeto" (Marx, 2008, p. 128).

> Em Marx, não há menção à categoria do desejo, ela se dissipa da dialética hegeliana para a dialética marxiana (Bornheim, 1990). Isso não significa, porém, que não seja possível apontar para elementos da categoria do desejo em Marx — o que Bornheim (1990) faz, ao partir da historicidade das relações sociais do ser social centrado no trabalho: se o ser humano difere do animal porque no trabalho imprime a marca de seu ser genérico, e cria sua consciência e produz história, se o ser humano possui necessidades que, ao serem atendidas pelo

trabalho, dão espaço a novas necessidades, seria possível afirmar estar-se diante do desejo como movimento criativo, desejo que transforma o mundo material e a história e é, ao mesmo tempo, transformado nessa materialidade histórica (Silva, 2024, p. 20).

Butler (1997) recusa-se em aceitar que não haveria subjetivação [...] por outro lado, a filósofa também não concorda com uma tese no sentido de existir sujeito pré-linguístico, um sujeito anterior à linguagem e à interpelação. Para ela (Butler, 1997), haveria um desejo de ser constitutivo, uma possibilidade e potencialidade inclusive na direção de uma subjetivação mais ampla e ética — um desejo que identifica [...] (Silva, 2024, p. 58).

Silva (2024) argumenta que analisar o desejo no pensamento marxista provoca rupturas no paradigma de sujeito racional, pretensamente absorvido pelo marxismo a partir de uma herança positivista. Além disso, agora do ponto de vista da teoria butleriana, o autor defende que esta não rompe com o materialismo ao pensar o gênero pela via do discurso, já que o enunciado performativo produz materialidades e não (apenas) símbolos. Essa conjugação entre marxismo e teoria *queer*, para o autor, é necessária para se compreender a ambivalência do neoliberalismo, que não produz efeitos somente na dimensão econômica, como também, a partir da captura de pautas progressistas (como as de gênero e sexualidade), produz efeitos na dimensão cultural.

Em sua origem, os ativismos, bem como os *estudos queer*, expressaram profundas críticas ao campo marxista (Floyd, 2009). Na recente tradução de *Sexualidade e socialismo: história, política e teoria da libertação LGBT*, Sherry Wolf (2021) credita à própria ordem burguesa o interesse em afirmar Marx e o marxismo como avessos à homossexualidade. Essa afirmação também é reiterada por Holly Lewis em *The politics of everybody: feminism, queer theory, and marxism at the intersection*, em que ela afirma que há um desejo intelectual burguês no apagamento da crítica ao capitalismo produzida por Marx, que conduziu àquilo que o marxista americano Christoph Henning chama de "invalidação de Marx" nos espaços acadêmicos. Com interesse nessa invalidação, o mundo intelectual elaborou uma narrativa de separação da economia da sociologia, da sociologia da economia, e de ambas da filosofia (Lewis, 2022).

Retornando a Wolf (2021), a autora recupera momentos históricos do período de emergência do socialismo na União Soviética (URSS) para situar críticas dirigidas a Engels sobre o tema da homossexualidade. Em correspondência com Marx, Engels debocha da carta de Ulrichs por sua proposta acerca do uranismo e provoca, propondo que se fossem considerar seriamente a discussão do sexólogo, a nova palavra de ordem para o proletariado seria: "Guerra às bocetas e paz entre os cus" (*Guerre aux cons, paix aus trous-de-cul*). Wolf ainda relembra que Marx condescendeu com o deboche de Engels e também incorreu em ato parecido, ao misturar sua hostilidade política com desprezo pessoal, em relação ao "pederasta sentenciado" e social-democrata von Schweitzer (mencionado como o *queer* que Marx amava odiar, na obra de Hubert Kennedy). Logo, afirma a autora, esses dois acontecimentos, embora nitidamente hostis à homossexualidade, não podem desconsiderar os esforços intelectuais que ambos fizeram ao deixar elementos teóricos para se pensar sexualidade a partir da crítica à família burguesa, por exemplo.

Além disso, Wolf (2021) retoma as posições severamente críticas de Foucault ao marxismo, bem como de um extenso conjunto de autores(as) *gays* e lésbicas que "vão abandonar" a classe, sob influência do filósofo francês e de pós-modernos declarados, como Jean-François Lyotard. A autora produz uma relevante análise, mas também recai em reducionismos, quando generaliza o debate sobre política de identidade, discurso e linguagem ao analisar o manifesto intitulado *Eu odeio héteros*. Trata-se de um libelo produzido anonimamente pelo *Queer Nation*, importante grupo de ativismo *queer* estadunidense, que vai travar sua batalha contra o assimilacionismo, assumindo não desejar que as sexualidades dissidentes sejam normalizadas a partir de reivindicações como casamento ou demandando os mesmos direitos jurídicos de heterossexuais. Iconoclasta, o *Queer Nation* convoca as pessoas LGBTI+ a denunciar os privilégios heterossexuais até que pudessem desfrutar da mesma liberdade sexual daqueles, sem, contudo, reproduzir seu estilo de vida.

O "ódio aos héteros" é classificado por Wolf (2021) como "sectarismo hostil". Porém, do mesmo modo que ela acusa Foucault de confundir marxismo com stalinismo, a pesquisadora reproduz o equívoco de generalizar o *queer*, centrando-se na produção de uma primeira geração. Grande parte daquela produção veio da reflexão de *gays* e lésbicas de classe média, em um contexto norte-americano, em parte, de ascendência judaica, origem esta que os torna menos brancos naquela conjuntura, aspecto que Wolf parece não considerar.

Outro ponto de crítica a Wolf é o fato de a autora não identificar que a estratégia em longo prazo do campo *queer* é a ruptura com a normatividade e o *status quo*, o que inclui a ordem burguesa. Suas táticas[12] de mobilização se concentram em uma espécie de guerra guerrilha, na qual os corpos são as armas, e podem promover desde uma invasão a uma escola de educação infantil, com frases afirmando a existência da infância LGBTI+, até a um laboratório da indústria farmacêutica para se acorrentar aos pés dos equipamentos e bradar pela liberação de medicamentos para o HIV/aids. Ações como as citadas foram protagonizadas pelo grupo *Act Up*, em um período de profundo abandono da comunidade LGBTI+ em razão do vírus do HIV, e, ao mesmo tempo, de altos lucros nos setores farmacêuticos com a venda desses medicamentos a pessoas e aos Estados-nação.

Se Wolf (2021) nos pergunta se a dedicação reflexiva de Marx e Engels em tecer críticas à família burguesa não seria suficiente para atestar que o marxismo não está alheio a temas fora da centralidade de classe social, podemos também questionar seu pensamento ao lembrá-la de que invadir um laboratório com cartazes denunciando a ordem normativa burguesa de lucro sobre as vidas HIV+ também pode atestar a preocupação com classe social dos ativismos *queer*.

---

12. Não iremos dar conta de nos centrar nesse caro debate ao marxismo sobre estratégia e tática, mas indicamos a compreensão de Moreno (2008, p. 193), que é categórico ao afirmar que: "o objetivo estratégico é de longo prazo; as táticas são os meios para chegar a esse objetivo". Dessa forma, o autor aponta que, em se tratando da luta de classes, "todas as táticas são válidas se se adaptam ao momento concreto" (Moreno, 2008, p. 194), desde que sirvam para mobilizar as massas e construir o partido. Ainda que seja arriscado utilizar uma definição mais alinhada ao contexto do partido na tradição marxista, cabe reforçar que, embora o *queer* surja sob um prisma crítico ao marxismo, em grande medida, as pessoas que o fundam vêm de uma herança marxista e/ou anarquista. Logo, podemos dialogar com estas duas categorias — estratégia e tática —, mesmo que para analisar um movimento como o *queer*.

Essa provocação se alia com o pensamento de Rosemary Hennessy (2006), quando ela aponta que a crítica do materialismo histórico ao capitalismo e as críticas *queer* à história material da sexualidade convergem de maneira profunda. Para a autora, a maneira mais produtiva de convergência entre esses dois campos está no conceito de reprodução social. Há outros estudiosos e ativistas que vão pensar essa junção com base no conceito de práxis, outros pelo debate sobre alienação, ou ideologia, ou estranhamento. O fato é que, atualmente, mesmo que com poucas produções para língua portuguesa,[13] há um pulsante arsenal *queer* marxista, com heranças teóricas cravadas no pensamento de Marx, Trotsky, Gramsci, Lukács, da Escola de Frankfurt e de Angela Davis, os quais buscaremos sintetizar sem a pretensão de esgotar neste livro. Com esse propósito, trazemos para o diálogo autoras do campo *queer* que têm se esforçado para dialogar com o marxismo, e marxistas que têm se dedicado a *queerizar* seus estudos e lutas coletivas.

Rosemary Hennessy (2006), em "Returning to reproduction queerly: sex, labor, need", é a expressão desse esforço que mencionamos. Utilizando a noção de reprodução da vida social, ela reitera a noção marxiana de "ontologia do ser social". Para Hennessy, as necessidades afetivas se mostram na reprodução da vida social e são dobradas em normas culturais, como um aspecto da ontologia social. Em seu estudo, bastante referenciado entre os marxistas *queer* estadunidenses, sobre as *maquiladoras* (empresas que importam peças sem custos de taxas) na fronteira EUA-México, Hennessy analisa sexo/gênero e trabalho na perspectiva da ontologia social. Com base nas narrativas de trabalhadores, a autora explicita que o capitalismo produz necessidades humanas não atendidas, que estão embutidas em valores e identidades, e que também se refletem e se incorporam às relações de trabalho, dentro e fora do mercado. Sobre as homossexualidades no território mexicano, no período de sua pesquisa no início dos anos 2000, ela aponta que funcionam sob prescrição de discursos privados e públicos, em que silêncio e sigilo mascaram a sexualidade normativa em um território muito

---

13. Algumas produções brasileiras, em especial do Serviço Social, utilizando categorias lukacsianas para refletir sobre sexualidade, serão destacadas nos capítulos 4 e 5, como é o caso de Santos (2005), que não dialoga com os estudos *queer*, e Souza (2023), que expressa um nítido diálogo com Halberstam e Preciado, entre outros.

afetado por ideologias familiares patriarcais — juntamente à ausência virtual de qualquer discurso público crítico sobre gênero e identidade sexual.

As narrativas dos trabalhadores das *maquiladoras* ilustram seu papel poderoso, dentro e fora da fábrica, na relação exploração-opressão dos trabalhadores e na organização do trabalho. De acordo com Hennessy (2006), uma pessoa nunca é apenas um indivíduo, mas também vive sempre em relação social. A forma como se entendem essas relações afeta a maneira como agimos para mudá-las. Residiria nisso a importante convergência entre marxismo e *queer*, já que, juntos, eles oferecem uma explicação poderosa do que significa ser humano. Tudo começa com a premissa de que os seres humanos fazem história, embora não necessariamente sob condições de nossa própria escolha.

> Esse marxismo baseado na vontade alcança a sua máxima expressão na tradição filosófica do marxismo ocidental, quando György Lukács analisa a noção de consciência de classe, Jean-Paul Sartre isola o sujeito existencial comprometido politicamente e Herbert Marcuse defende uma política da recusa. A Grande Recusa de Marcuse (Marcuse, 1964), particularmente, tem clara influência sobre a teoria *queer* no que se refere à proposta *queer* de políticas de resistência. A assertiva de Bernstein de que "o que importa é o movimento, não o objetivo final" toma forma na concepção da teoria *queer* sobre a política como uma crítica à vida cotidiana e como uma resistência às normas estabelecidas — uma concepção que só olha para o capitalismo muito de relance. Assim, o contexto histórico da emergência da política *queer* e da teoria *queer*, junto à busca de um fundamento para uma ética normativa, está determinado pelo desenvolvimento capitalista e pela tendência global da política marxista no Ocidente (Lewis, 2023, p. 294-295).

A sobrevivência contínua dos seres humanos como espécie depende do atendimento das necessidades humanas. Essas relações abrangem economia política, formas jurídicas e culturais: onde o trabalho afere as ordens sociais e naturais e se torna trabalho; onde os regimes legais e disciplinares regulam a ação, a mobilidade, a vida e a morte; onde os indivíduos se tornam sujeitos e os corpos se tornam significativos através e contra as prescrições normativas (Hennessy, 2006).

Kevin Floyd (2009), autor de *The reification of desire*, apresenta também uma vigorosa discussão, explicitamente marxista, em que dedica atenção a Georg Lukács, seu guia e ao mesmo tempo objeto de crítica. A estrutura da sua obra se espelha no capítulo de Lukács sobre reificação em *História e consciência de classe*, publicado originalmente em 1923, no qual transita do objetivo para o momento subjetivo de reificação em diferentes pontos da história do século XX. Uma contribuição importante de Lukács é, a nosso ver, a afirmação de que a ortodoxia marxista não se refere necessariamente ao conteúdo, mas à fidelidade à dialética, ou seja, ao *método* de crítica.

É crucial destacar que Floyd (2009) reconhece que o conceito de reificação é especialmente suscetível à própria reificação, uma vez que um mundo cada vez mais mercantilizado tem a tendência de desistoricizar a experiência e o conhecimento humanos, promovendo equivalências por meio do intercâmbio de mercado. Dessa forma, a reificação é conceitualmente sempre já reificada. Ao introduzir a crítica *queer* ao pensamento de Lukács, Floyd busca resgatar a reificação de seu caráter passivo e contemplativo, evidenciando como aspectos "meramente culturais", em todas as suas nuances, podem engendrar subjetividades ativas e conscientes — essenciais para a práxis. No decorrer dessa abordagem, Floyd complexifica as narrativas *queer* explorando algumas das bases materiais frequentemente negligenciadas por esses estudos, destacando, em particular, a entrada do fordismo no século XX e a transição subsequente para o pós-fordismo.

Para Floyd (2009), a reflexividade histórica do marxismo é o motivo de sua permanência histórica, buscando descrever e explicar as consequências e as reinvenções do capitalismo. No entanto, esse poder nas últimas décadas foi eclipsado por críticas à sua tendência de reduzir todas as relações sociais às relações de produção econômica, relegando particularidades, como raça ou sexo, para a classe. Crítica que também veio da teoria *queer*, um campo cuja própria eficácia crítica também vem sendo questionada nos últimos anos. O ataque *queer* a qualquer categoria epistemológica fixa, ao lado da "homonormalização" da política LGBTI+, levou Jack Halberstam e outros prestigiados teóricos *queer* a organizar e publicar um volume especial da *Social Text*, perguntando em seu título: "O que há de *queer* sobre os estudos *queer* agora?".

Dessa forma, tanto o marxismo quanto a teoria *queer* vêm sofrendo críticas por seus limites e lacunas. É reconhecendo o poder crítico contínuo desses dois campos — e sua aparente incomensurabilidade — que se estabelece o pensamento de Floyd (2009), demonstrando como as fraquezas desses dois projetos teóricos podem revigorar um ao outro, especialmente nesse momento da história em que a diferenciação social, estimulada pelo capitalismo global e pela subjetividade neoliberal, tem desradicalizado a política, inclusive a política *queer*.

Angela Davis, feminista negra e marxista estadunidense, aparece como uma forte base intelectual de alguns trabalhos desse emergente campo marxista *queer*. Sob fortes influências do pensamento da Escola de Frankfurt, em especial de Herbert Marcuse, Davis é o maior expoente vivo do pensamento feminista abolicionista.[14] Suas reflexões tardaram a ser traduzidas e publicadas por grandes editoras no Brasil, mas antes do livro *Mulheres, raça e classe*, de 1981, publicado em 2016 pela Boitempo, intelectuais do movimento feminista negro investiram em traduções livres.

Há grandes contribuições na obra e no ativismo de Davis. Ao lermos *O sentido da liberdade*, podemos destacar dois elementos fundamentais nas reflexões da autora (Davis, 2022): (i) seu pensamento interseccional, construído em constante diálogo com Patricia Hill Collins e Kimberlé Crenshaw, apresenta caminhos intelectuais para enfrentar as lacunas de uma primeira geração dos estudos *queer* nos Estados Unidos e do próprio campo marxista; (ii) sua posição abolicionista anticapitalista *queer*, que abriu caminho para novas gerações de abolicionistas trans/*queer*, como Dean Spade, Eric A. Stanley, entre outros. Quando convocada a pensar na libertação LGBTI+, Davis (2022) se soma às críticas ao casamento LGBTI+ e à entrada de pessoas LGBTI+ nas forças armadas americanas.

Em relação ao matrimônio, a crítica à homonormatividade é um ponto fulcral na posição da autora, mas ela se diferencia de pensadores *queer* não

---

14. O abolicionismo é um movimento pela abolição das prisões, pela desmilitarização das polícias e pelo fim, de maneira ampliada, do Estado Penal. Uma parcela do feminismo se une a esse movimento (sendo Angela Davis seu principal expoente), entendendo que as prisões são potencialmente mais punitivas e deletérias a mulheres e pessoas LGBTI+.

marxistas. Ao articular seu argumento com a denúncia da ausência de direitos sociais no contexto norte-americano, Davis volta seu enfoque para os direitos civis. Sob a influência de Davis, Spade e Willse (2015) vão recuperar criticamente discursos como os do ex-presidente Ronald Reagan, nos quais a imagem da mulher negra empobrecida aparecia associada à preguiça, tratando-a como uma espécie de "rainha do bem-estar social", sempre dependente de ações da política de assistência social.

Davis (2022) também vai discutir a entrada de pessoas LGBTI+ nas forças armadas, reverberando algumas produções sobre o *homonacionalismo* e o *pinkwashing*[15] (Puar, 2007). Spade[16] (2015) também tem utilizado a categoria *pinkwashing*, alcunhada por Jasbir Puar[17] (2007), para criticar as políticas assimilacionistas do governo americano. Puar, bem como Davis, Spade e Butler, tem demonstrado sua posição favorável à Palestina,[18] reafirmando,

---

15. Irineu (2019) se apoia em Jasbir Puar (2013) para definir o termo "homonacionalismo", problematizando a compreensão de como as complexidades de "aceitação" e "tolerância" à população LGBTI+ e suas demandas se "tornaram um barômetro pelo qual o direito e a capacidade de soberania nacional são avaliados" (Irineu, 2019, p. 336) e considerados democráticos. São formas de apropriação das questões de gênero e sexualidade para mascarar crimes de guerra, massacres e ocupações coloniais. No entrave entre Israel e Palestina, por exemplo, Israel é considerada uma nação democraticamente aberta à homossexualidade, sendo eleita um polo de turismo *gay* nos últimos anos, enquanto a Palestina, que não possui essa abertura no campo dos direitos LGBTI+, tem sido profundamente devastada pelos ataques antidemocráticos de Israel intensificados nos anos 2000. Assim, o incentivo a um turismo *gayfriendly* tem ocultado o genocídio palestino por Israel, evidenciando o que se denominou *pinkwashing*, que, em uma tradução literal, significaria "lavar de rosa". O termo é um trocadilho com *whitewashing*, que seria a tradução para um material utilizado nas paredes, como a cal (Bento, 2015). A palavra também faz referência à estratégia de uma campanha do ano de 2005, realizada por Israel com o auxílio de publicitários estadunidenses, em que se projeta a imagem de Israel como ponto de destino internacional *gay*. Apesar de distintos, homonacionalismo e *pinkwhashing* não devem ser vistos como fenômenos paralelos (Puar, 2007; Irineu, 2019).

16. Spade é, ainda, um crítico da noção de direito, analisando especialmente a violência administrativa. O autor tem produzido ampla reflexão sobre abolicionismo penal e libertação *queer*.

17. Puar (2007) é uma autora *queer* comumente alocada no campo da crítica *queer of color*. Todavia, é possível encontrar em sua produção autores marxistas, como Frantz Fanon, Walter Benjamin e Domenico Losurdo. Há dois trabalhos no Serviço Social brasileiro que fazem bom uso da autora: Irineu (2016), pioneiro na leitura da autora na área, e Oliveira (2022), que se aprofunda com rigor no pensamento da autora.

18. Pessoas LGBTI+ da esquerda radical têm, cada vez mais, assumido como prioridade a solidariedade com negros e imigrantes LGBTI+. Judith Butler, em 2010, recusou o prêmio Civil Courage

assim, um posicionamento radicalmente interseccional quando lançam mão da crítica ao *pinkwashing* israelense, não aceitando o *slogan* de país defensor dos direitos humanos, pelo fato de Tel Aviv possuir leis pró-LGBTI+ e uma grandiosa Parada do Orgulho, ao mesmo tempo que extermina o povo palestino por décadas. Logo, a radicalidade da crítica *queer of color* e do marxismo *queer* se apresenta como urgente nos tempos atuais.

Outra elaboração crítica ao *queer*, fazendo uso do pensamento negro e marxista, é feita por E. Patrick Johnson, autor de "'Quare' studies, or (almost) everything I know about queer studies I learned from my grandmother", publicado em 2001 e republicado em 2005. A publicação lança as bases de um campo de estudos *quare*,[19] ainda pouco explorado, mas fértil. Johnson, pioneiro dos estudos *quare*, define o termo como tendo o mesmo sentido de *queer* quanto à crítica à naturalização da heterossexualidade e seus privilégios, mas com intersecções entre classe e raça mais sublinhadas.

O texto inaugural dos estudos *quare* apresenta, de forma epigráfica, as vozes de cinco indivíduos LGBTI+ racializados discorrendo sobre suas relações com o termo *queer*. Oscilando entre afinidade e repulsa, as diferentes opiniões expressas nas epígrafes destacam, ora de forma enfática, ora de maneira mais comedida, a incompletude percebida no uso do termo. Esse artigo, escrito originalmente em 2001 e republicado em 2005, inaugura o campo de estudos *quare* (Johnson, 2001) ainda pouco explorado, porém altamente promissor. Ao abrir com citações de cinco indivíduos LGBTI+ racializados discutindo suas relações com o termo *queer*, o texto revela uma variedade de sentimentos, que vão desde afinidade até repulsa. Essas

— oferecido a ela pelo Comitê do Christopher Street Day de Berlim — para manter distância da "conivência com o racismo, incluso o racismo antimuçulmano" (Schulman, 2012, p. 128-129). Muitos LGBTI+ em todo mundo estão apoiando a luta travada pelos palestinos pelo BDS (boicote, desinvestimento e sanções), contra a autolegitimação israelense, por meio do destaque dado aos direitos lésbicos e *gays* em Israel (*pinkwashing*) (Drucker, 2018).

19. "*Quare*" se assemelha a *queer*, já que também é um insulto. Na proposta de Johnson (2001), o *quare* não só atravessa as identidades, mas também as articula. "*Quare*", portanto, ofereceria uma maneira de criticar noções estáveis de identidade e, também, situar o conhecimento de raça e de classe. Essa reconceituralização destaca com primazia os meios que possibilitam lésbicas, bissexuais, *gays* e transgêneros alcançar conhecimento sexual e racial (Johnson, 2001, p. 127, tradução nossa).

diferentes vozes destacam de forma incisiva, por vezes assertiva e outras vezes mais cautelosa, a incompletude percebida na utilização do termo *queer*. Para Johnson (2001), os estudos *quare* devem incentivar a formação de uma coalizão estratégica em torno de leis e políticas que tenham o potencial de impactar-nos por meio de divisões raciais, sexuais e de classe. Além disso, devem incorporar sob sua alcunha uma práxis interseccional, possibilitando a análise e a compreensão das complexidades inerentes aos diferentes grupos sociais, que raramente são abordadas pelos modelos que consideram apenas um fator ou um único eixo de divisão social.

Matt Brim (2020) também é um pesquisador preocupado em propor uma crítica ao elitismo dos estudos *queer*, especialmente ao seu enquadramento branco e de classe média que, segundo ele, circula restritamente em espaços acadêmicos de grande prestígio — universidades ricas. Para ele, foram nesses circuitos que se esvaziou o sentido subversivo que o termo guarda. Em *Poor queer studies: confronting elitism in the university*, publicado em 2020, Brim conta sua história como professor no Departamento de Estudos de Gênero, em uma universidade precária do estado de Nova Iorque. Brim questiona sob quais condições materiais os estudos *queer* são realizados na academia e, a partir dessa questão, recupera a associação histórica entre os estudos *queer* e as instituições universitárias ricas, elitistas, seletivas e emblemáticas estadunidenses, que impulsionam a estratificação de classe e raça no ensino superior no país. Dessa forma, Brim (2020) nos ajuda a inferir que o campo dos estudos *queer*, detentor de uma formação acadêmica reconhecível, tem se estruturado pelos recursos materiais e intelectuais precisamente daquelas instituições que se recusam fortemente a servir os estudantes pobres e minoritários, incluindo estudantes pobres LGBTI+. Com base em tais críticas, o autor propõe que os "estudos *queer* pobres" reorientem a crítica dos estudos *queer* em direção a escolas, estudantes, teorias e pedagogias da classe trabalhadora, a partir de uma travessia estrutural ou "travessia *queer* de classe".

Nesse sentido, inspirados pela proposta de Brim (2020), retomamos um apontamento de grande relevância feito por Cedric Robinson (2023), autor de *Marxismo negro: a criação da tradição radical negra*, que pode servir de horizonte para a construção de um campo *marxista queer brasileiro* — ou de *estudos queer de classe* e ainda um *queer popular* (no sentido radical do termo popular). Segundo Robinson (2023): "o marxismo negro não é nem marxista, nem antimarxista", pois ele seria uma crítica dialética do marxismo e aos intelectuais negros que se voltaram à história da revolta negra — com anseio de elaborar uma teoria da revolução e interpretação da história do mundo moderno completamente original. Talvez essa reflexão possa nos guiar, nesse terreno fértil do *marxismo queer*, no sentido de termos como horizonte uma elaboração original do *queer*, mas ao mesmo tempo fiel à própria dialética do marxismo.

Atividades complementares

EXERCÍCIOS E TEXTOS DE APOIO

Objetivo: relacionar as questões da diversidade sexual e de gênero com a teoria social crítica (especialmente com o materialismo histórico e dialético) e com a perspectiva interseccional.

Exercício 1

Assista ao documentário *Temporada de caça* (1988, direção de Rita Moreira), disponível no YouTube (https://www.youtube.com/watch?v=1bWC3nFCu58), e observe especialmente aquilo que se relaciona ao pensamento social da época sobre temas de gênero e sexualidade.

Para refletir em grupo

A partir do curta-metragem, podemos perceber diferentes posições (mais ou menos progressistas e mais ou menos conservadoras) em relação à população LGBTI+ (algumas, inclusive, de clamor à morte). Com base no documentário, responda às seguintes questões: (i) O que mudou e o que permaneceu de lá para cá? (ii) Como o pensamento dialético-crítico pode contribuir para um fortalecimento de noções progressistas em torno da diversidade sexual e de gênero?

Exercício 2

Essa dinâmica chama-se "caminhada dos privilégios" e idealmente é realizada em um espaço aberto e em grupo, onde as pessoas possam caminhar largamente para frente e para trás. Há muitas versões dela, e apresentaremos uma proposta[20] que pode ser trabalhada em sala de aula, espaços sócio-ocupacionais etc.

Essa atividade inicia com o grupo em pé. As pessoas, lado a lado, dão as mãos e podem ou não manter os olhos fechados. Aquele(a) que medeia a atividade dará uma série de comandos, eventualmente fazendo com que as pessoas sejam forçadas a separar as mãos diante da distância que aumenta entre elas.

1. Se você consegue dar um passo à frente, dê um passo à frente.

---

20. As perguntas propostas nesta obra foram elaboradas por Alex Castro e disponibilizadas pelo autor em: https://alexcastro.com.br/caminhada-do-privilegio/. Acesso em: 6 fev. 2024.

2. Se tem plano de saúde particular, dê um passo à frente.
3. Se pode viajar por conta própria pelo mundo sem sofrer restrições legais, e sem sentir medo de assédio ou violência sexual, dê um passo à frente.
4. Se demonstra afeto por seu companheiro ou companheira em público sem sentir medo de ridicularização ou violência, dê um passo à frente.
5. Se suas pessoas ancestrais vieram ao Brasil escravizadas, dê um passo atrás.
6. Se as pessoas que o(a) criaram tiveram que trabalhar à noite, nos fins de semana ou em dois empregos para sustentar a família, dê um passo atrás.
7. Se já teve que escolher entre carreira e ter filhos(as), dê um passo atrás.
8. Se nunca recebeu diagnóstico de doença mental ou deficiência mental ou física, dê um passo à frente.
9. Se veio de um ambiente familiar que o(a) apoiava em seus projetos e ambições, dê um passo à frente.
10. Se o bairro onde mora ou cresceu tinha alta incidência de crime ou tráfico de drogas, ou já foi invadido e ocupado pelo poder público, dê um passo atrás.
11. Se já teve que mudar seu sotaque ou modo de falar para ter mais credibilidade, dê um passo atrás.
12. Se seguranças de estabelecimentos comerciais o(a) seguem, dê um passo atrás.
13. Se a sua orientação sexual ou identidade de gênero é utilizada como xingamento, dê um passo atrás.
14. Se usa o banheiro no qual se sente mais confortável, dê um passo à frente.
15. Se encontra facilmente roupas para o seu tamanho, dê um passo à frente.
16. Se o seu comportamento (e, em especial, seus erros) é raramente atribuído ao seu gênero, dê um passo à frente.
17. Se pode legalmente se casar com a pessoa que ama, dê um passo à frente.
18. Se precisou de bolsa para custear seus estudos em uma universidade particular, dê um passo para trás.
19. Se já foi a única pessoa de sua raça/etnia em uma sala de aula ou num local de trabalho, dê um passo atrás.
20. Se acha que nunca perdeu emprego ou oportunidade somente por seu gênero, dê um passo à frente.
21. Se passa ao menos uma parte do mês no cheque especial, dê um passo atrás.
22. Se o seu pai participou ativamente da sua criação, dê um passo à frente.

23. Se já ficou desconfortável com um comentário sobre sua aparência, mas não sentiu segurança para confrontar a situação, dê um passo atrás.
24. Se teve que trabalhar para ajudar família durante ensino médio ou superior, dê um passo atrás.
25. Se se sente confortável de andar por conta própria pelas ruas dos bairros onde vive e trabalha, dê um passo para frente.
26. Se o nome no seu documento de identidade é o nome com o qual você se apresenta às pessoas, dê um passo à frente.
27. Se já sentiu como se não existisse uma representação verdadeira da sua orientação sexual na mídia, dê um passo atrás.
28. Se nunca teve um apelido baseado em sua raça/etnia, dê um passo à frente.
29. Se já conseguiu emprego por amizade, parentesco ou indicação pessoal, dê um passo à frente.
30. Se havia mais de 50 livros na casa onde cresceu, dê um passo à frente.

Para refletir em grupo

A caminhada dos privilégios é um exercício que permite perceber-nos diante dos nossos próprios privilégios e como diferentes experiências sociais refletem mais ou menos acesso, direitos e possibilidades de vida, manifestando também a própria desigualdade do país. Ao final do exercício, é possível trabalhar aspectos envolvendo desigualdade social, privilégio, lugar de fala e interseccionalidade.

Exercício 3

Assista à entrevista de Judith Butler para a Boitempo (disponível no YouTube em: https://www.youtube.com/watch?v=paDyCagIvUQ), intitulada: "O que é marxismo *queer*?". Depois, leia o Editorial da revista *Germinal: Marxismo e Educação em Debate* (Salvador: Universidade Federal da Bahia, v. 15, n. 3, 2023). Nesse volume, foi publicado um dossiê intitulado "Marxismo, gênero, sexualidade e a luta anticapitalista: debates e controvérsias", e o Editorial é assinado por Helga Maria Martins de Paula, Lívia de Cássia Godoi Moraes, Márcio Magalhães da Silva, Márcia Lemos e Renan Quinalha.

Para refletir em grupo

Com base na entrevista e no texto de apoio, elabore uma reflexão crítica (de duas a quatro laudas) sobre o lugar da diversidade sexual e de gênero no marxismo.

Dicas culturais

FILME

Pride
Filme. Direção de Matthew Warchus, 2014. (2h).

É um filme de comédia dramática baseado em eventos reais da greve dos mineiros britânicos em 1984, quando um grupo de ativistas LGBTI+ arrecadou dinheiro para ajudar as famílias durante o período de Margaret Thatcher no poder.

Disponível para aluguel em aplicativos de filmes.

VÍDEOS

Tempero drag
Canal de vídeos. Produzido por Rita von Hunty para o Youtube.

Guilherme Terreri Lima, mais conhecido pelo nome artístico Rita von Hunty, é professor, ator, comediante, palestrante e *drag queen* brasileiro. Seu canal no YouTube fala sobre marxismo, política, sociologia e literatura. Algumas sugestões de vídeos do canal: *Cura gay* e *Violência de gênero*.

Disponível em: https://www.youtube.com/@TemperoDrag. Acesso em: 22 out. 2024.

O que é queer?
Vídeo. Produzido por Christian Gonzatti para o canal Diversidade nerd. 2021. (17min7s).

Christian Gonzatti é professor universitário, pesquisador e publicitário. Neste vídeo curto, ele explica a origem do termo *"queer"* (que surge como ofensa nos Estados Unidos) e a sua ressignificação até os dias atuais, tornando-se uma perspectiva teórica e política ou até uma identidade.

Disponível em: https://www.youtube.com/watch?v=hXQcql3EsJ0. Acesso em: 22 out. 2024.

Capítulo 3

Lutas sociais e movimento LGBTI+ brasileiro

A intenção deste capítulo não é, como lembrou Quinalha (2022, p. 17) ao descrever o desafio de escrever uma história das pessoas LGBTI+, de "elaborar um inventário de acontecimentos significativos", mas jogar luz sobre algumas passagens da nossa história que interessam às reflexões sobre como vem se constituindo o atualmente denominado *movimento LGBTI+ brasileiro* naquilo que se relaciona, sobretudo, às suas principais defesas e lutas por direitos, e os paradoxos que envolvem essas mesmas defesas e lutas.

Muitas pessoas de referência escreveram com detalhes sobre a história desse movimento no Brasil e mesmo sobre a constituição dessas identidades coletivas (Facchini, 2005; Simões; Facchini, 2009; Green *et al.*, 2018; Green, 2019; Quinalha, 2022) que passam a formar uma sopa de letrinhas (Facchini, 2005), motivo pelo qual não se pretende repetir essa tarefa. Alguns acontecimentos históricos, entretanto, nos ajudam a pensar certas questões importantes sobre as lutas sociais e sobre a diferença fundamental entre a consolidação de uma identidade individual (referente, sobretudo, a composições de si, autoidentificatórias, por assim dizer, e que nos interessa pouco como profissão e área do conhecimento) e de uma identidade coletiva (fruto de debates coletivos, no campo da política e da ética, a partir de organizações e movimentos sociais diversos interessados em propor mudanças societárias em torno das questões, nesse caso, de gênero e sexualidade).

Quinalha (2022, p. 50) sustenta que "as batalhas contra a patologização e a criminalização das homossexualidades são as duas grandes bandeiras que marcaram o surgimento desse movimento com epicentro na Europa", numa passagem do individual para o coletivo em relação, portanto, às formas de resistência à criminalização e à patologização. O autor cita a condenação de Oscar Wilde como um acontecimento público que geraria muita comoção e que inspiraria, depois, o aparecimento do primeiro protoativismo europeu, cujo berço seria a Alemanha. Nesse país, o precursor do movimento homossexual teria sido o jurista Karl Heinrich Ulrichs,[1] cujo conjunto de 12 ensaios contribuiria ao debate público sobre o tema da homossexualidade como fenômeno da natureza humana. Suas ideias, aliadas às de outros juristas, literários e jornalistas da época, pretendiam revogar um parágrafo do Código Penal alemão que criminalizava as relações sexuais entre homens (Quinalha, 2022).

As ideias de Ulrichs serão depois incorporadas pelo médico e sexologista Magnus Hirschfeld, responsável pela elaboração de obras científicas que procuravam, também, explicar a homossexualidade e a transexualidade como partes de uma natureza humana. Por meio da divulgação científica que realiza, Hirschfeld passa a constituir redes de colaboração internacional que levarão à realização do primeiro Congresso pela Reforma Sexual, em 1921, do qual surge a formação de uma Liga Mundial pela Reforma Sexual, que sofre depois as consequências da emergência e da consolidação do regime nazista que marca o período alemão entre 1933 e 1945 (Quinalha, 2022).

Nas Américas, na década de 1960, um fato ocorrido nos Estados Unidos marcou a história mundial do que naquele momento seria denominado

---

1. Como mencionamos no capítulo anterior, Ulrichs é objeto de ironia em carta endereçada a Marx e escrita por Engels. Em 22 de junho de 1869, em Manchester, Engels responde sobre um texto de Ulrichs enviado por Marx dizendo que os homossexuais começam a se perceber como uma potência do Estado e agradecendo que, por serem velhos, não terão que prestar "tributo físico" aos homossexuais vencedores nos partidos políticos. Diz ainda que apenas na Alemanha seria possível uma "obscenidade ser transformada em teoria". Sugere, por fim, que a homossexualidade seria característica das elites, já que homens pobres como eles eram inclinados a desejar mulheres. A carta, em língua inglesa, pode ser consultada na íntegra em Marx e Engels (2010, v. 43, p. 295-296).

movimento homossexual, desencadeando uma série de atos em defesa dos direitos de pessoas dissidentes em termos sexuais e de gênero. O bar Stonewall Inn, em Nova Iorque, que se consagrava como um espaço de socialização de pessoas LGBTI+, passa a conviver com frequentes ataques e batidas policiais que repetidamente extorquiam os frequentadores e realizavam constantes prisões no lugar. Na ocasião do dia 28 de junho de 1969, houve resistência por parte do público, sobretudo de pessoas trans e artistas transformistas que se negaram a sair do bar, apesar da violência e das prisões que se sucederam.

> As batidas policiais alegando falta de licença para vender bebidas alcoólicas eram frequentes, mas, além disso, levavam pessoas presas sem alegação. Em 28 de junho de 1969, durante mais uma invasão da polícia, os frequentadores decidem resistir. As manifestações duraram três dias, com embate entre manifestantes e polícia. A atitude política dos manifestantes, que enfrentaram a polícia com frases clamando direitos iguais, até hoje é comemorada como uma fase onde a luta política passou de uma fase de pedido por aceitação social para exigência frente à sociedade de respeito e direitos iguais (Froemming, 2008, p. 43).

Mesmo considerando esse importante marco histórico, é preciso entender que a dominação social, política, econômica, cultural e linguística americana colonizou nossa memória do orgulho e nossas estratégias ativistas. Um exemplo está no nosso desconhecimento, por exemplo, de que no ano de 1967 criou-se, na Argentina, a primeira organização LGBTI+ da América Latina, nomeada de *Nuestro Mundo*. No Brasil, a Turma OK, um clube de sociabilidade LGBTI+, já existia desde 1962 (Jesus, 2010). Mesmo que com uma perspectiva distinta do que entendemos como organização política de ativismo, são expressões anteriores a Stonewall (Irineu, 2024).

Desimperializar o orgulho envolve conhecermos nossas histórias ao Sul de Stonewall. Trata-se de tomar nossa memória pelas mãos, entender em qual lado da história aquelas que nos antecederam estiveram. Parte de nosso processo organizativo LGBTI+ tardou a acontecer, porque fora abruptamente interrompido pela violência das ditaduras na América Latina e no Caribe, processos amplamente financiados pelos Estados Unidos.

Outro fato que ilustra esse argumento ocorreu na Cidade do México em 1971, poucos anos depois de Stonewall, em que estudantes da Faculdade de Filosofia e Letras da Universidade Nacional Autônoma do México (Unam) se mobilizaram violentamente para protestar contra a discriminação experienciada por um trabalhador que foi demitido por ser *gay*. A mobilização também lançou o primeiro manifesto em defesa dos *gays*, que igualmente marcou a criação da Frente de Libertação Homossexual (FLH) do país (Irineu, 2024).

No Brasil, entre os anos de 1964 e 1986, diferentes posições sobre a homossexualidade emergiam no debate político: parte da esquerda acreditava que a homossexualidade era uma doença da burguesia e que a luta por direitos específicos, contra o sexismo, racismo e homofobia, dividiria a esquerda, argumentando pela união do povo contra a ditadura. Enquanto isso, estudantes homossexuais reclamavam que a esquerda brasileira era homofóbica (Green, 2000).

Mesmo assim, homossexuais da época começam a se organizar a partir de ações centradas na dimensão de classe e em apoio às reivindicações da classe trabalhadora, no intuito de lançar as fundações para a construção de um movimento *gay* (Green, 2019). "Em 1978,[2] um pequeno grupo de intelectuais do Rio de Janeiro e de São Paulo fundou o *Lampião da Esquina*, um tabloide mensal de ampla circulação dirigido ao público gay. Muitos meses depois, um grupo de homens em São Paulo formou o Somos, a primeira organização pelos direitos dos gays no país" (Green, 2019, p. 405).

---

2. Em *Devassos no paraíso*, João Silvério Trevisan (1986, p. 202) relembra seu retorno ao Brasil em 1976 e sua tentativa de formar um coletivo homossexual a partir da leitura de textos que pudessem indicar caminhos para o ativismo no país, o que não se sustentou: "Foi essa sensação de inadequabilidade que me levou a tentar agrupar alguns estudantes universitários homossexuais, para formar um núcleo de discussão sobre homossexualidade, ainda em 1976, na cidade de São Paulo. Às reuniões nunca esteve presente mais do que uma dúzia de pessoas, todos homens jovens. Alguns vinham com vagas propostas liberais e reivindicatórias, enquanto outros pensavam e sentiam com os mesmos entraves ideológicos da velha esquerda. [...] A grande pergunta que se faziam ia ser comum, daí por diante, nos grupos de homossexuais da primeira fase do Movimento: seria politicamente válido que nos reuníssemos para discutir sexualidade, considerada secundária no contexto da grave situação brasileira? [...] Nessas condições, não é de estranhar que o projeto tenha ruído após algumas penosas reuniões". Mesmo assim, Trevisan esteve depois envolvido num coletivo de 11 homens que, em abril de 1978, deu origem ao *Lampião da Esquina* no Rio de Janeiro.

Enquanto *Lampião* vinha à luz no Rio de Janeiro, em São Paulo iniciaram-se, por essa mesma época, as reuniões de um grupo de homossexuais interessados em organizar-se para discussão e atividade liberacionista, ao qual me integrei com grande satisfação. Composto predominantemente de jovens atores, profissionais liberais e estudantes, o grupo era pequeno e assim permaneceu durante quase um ano, indo servir de matriz para todos os demais que viriam depois. A partir daí, o Movimento homossexual no Brasil teria como espinha dorsal grupos que aglutinaram militantes um pouco à maneira de clubes fechados de viados e lésbicas (Trevisan, 1986, p. 204).

Em entrevista com o assistente social e militante LGBTI+ Marco José de Oliveira Duarte, intitulada "40 anos da história do movimento LGBT no Brasil: memórias, desafios atuais e novas perspectivas", para a *Revista Brasileira de Estudos da Homocultura*, podem-se observar os desafios de constituir-se homossexual na esquerda brasileira:

O camarada Hiro Okita, em seu livro lançado nessa época, em 1981, intitulado *Homossexualismo: da opressão à libertação*, descreve bem essa questão e tantas outras que retratam esse movimento da época, principalmente, por nos vincularmos à perspectiva de análise marxista-trotskista dentro do movimento mais geral. Não se lia muito sobre o tema, até porque era tudo muito medicalizante, biomédico e repressivo, liam-se, com uma "pegada" mais revolucionária, os livros do Reich, quase nada de Foucault, o que se faz muito mais hoje em dia, até porque não tínhamos essa vasta literatura que se tem atualmente, principalmente, pós-anos 2000 (Lionço; Coacci; Carvalho, 2018, p. 218).

Revoltas lideradas por mulheres lésbicas e bissexuais também marcaram a história do movimento LGBTI+ no Brasil — uma delas, inclusive, sendo retratada como a Stonewall brasileira: o levante ao Ferro's Bar, em São Paulo, protagonizado por lésbicas e apoiado por grupos feministas. O bar, assim como o estabelecimento estadunidense, era também conhecido como um ponto de encontro das dissidências sexuais e de gênero, entre os anos de 1960 e 1990, e assim como em Nova Iorque, os ataques policiais também eram frequentes. Além de expulsar as frequentadoras do bar, a polícia também confiscou materiais de circulação LGBTI+, entre eles, o jornal *Chana com Chana*, dirigido às mulheres lésbicas. Publicado pelo Grupo Lésbico

Feminista e, posteriormente, pelo Grupo de Ação Lésbica Feminista (Galf), o periódico existiu de 1981 a 1987. O Stonewall brasileiro ocorreu em 19 de agosto de 1983 a partir da leitura de um manifesto contra a repressão e pelo direito das mulheres lésbicas, diante da imprensa e da polícia.

Antes disso, em junho de 1980, com a presença do grupo Somos, nas escadarias do Theatro Municipal de São Paulo, mil manifestantes se uniram contra a "Operação Limpeza" dirigida pelo Delegado Richetti, que ordenou a retirada de pessoas LGBTI+ do centro de São Paulo (Quinalha, 2022). O movimento trans, por sua vez, aparece já na década de 1990 em termos de organização política, sendo a ativista Jovanna Baby uma de suas precursoras:

> No dia 2 de maio de 1992, no Instituto Superior de Estudos da Religião (ISER), um grupo de travestis que se prostituía na Praça Mauá, região portuária da cidade do Rio de Janeiro, reuniu-se para formar a primeira organização política de travestis da América Latina e a segunda do mundo [...]. A Associação das Travestis e Liberados do Rio de Janeiro (ASTRAL) nasceu da necessidade de organização das travestis em resposta à violência policial, principalmente nos locais tradicionais de prostituição na cidade, como a Lapa, a Central do Brasil, Copacabana e a própria Praça Mauá (Carvalho; Carrara, 2013, p. 326).

A relação entre o Serviço Social e os movimentos sociais pode parecer óbvia, já que, como bem afirma Wagner (2004), os movimentos sociais tematizam questões que parecem, em um primeiro momento, não possuir soluções satisfatórias de acordo com a ideologia de cunho neoliberal que a sociedade capitalista assume em sua organização, e que são as mesmas questões das quais o Serviço Social deve, diante do seu projeto ético-político, se ocupar e com as quais reagir. Já na lei que regulamenta a profissão,[3] está delimitada a competência profissional do assistente social em "prestar assessoria e apoio aos movimentos sociais em matéria relacionada às políticas sociais, no exercício e na defesa dos direitos civis, políticos e sociais da coletividade" (Brasil, 2012, n. p.), sendo, portanto, mais do que uma forma de participação ou inclusão em um espaço que pode ser ocupado pela profissão como um

---

3. Lei n. 8.662, de 7 de junho de 1993, que dispõe sobre a profissão de assistente social.

emprego, mas, acima disso, como um compromisso em assessorar e apoiar os movimentos de defesa dos direitos dos grupos socialmente desiguais.

Souza (1991, p. 99) afirma que os movimentos sociais são "formas de enfrentamento das contradições sociais que se expressam em reações coletivas a algo que se apresenta como bloqueio ou afronta aos interesses e necessidades coletivas de determinado grupo social", e que alguns desses movimentos, como é o caso dos que defendem a livre expressão da orientação sexual e da identidade de gênero, atentam, sobretudo, para as particularidades do grupo discriminado, diferentemente de outros, cujo foco não está na dimensão do reconhecimento, mas na dimensão da redistribuição. Tanto Souza (1991) quanto Wagner (2004) compreendem a década de 1970 como o auge do aparecimento dos movimentos sociais brasileiros, tanto no que diz respeito às formulações teóricas como ao surgimento culminante de movimentos sociais, ideia essa amparada por Green (2000) e Costa, Machado e Prado (2008).

Jesus (2010) e Taques (2007) sustentam que as marcas, os protestos e a fundação dos movimentos sociais LGBTI+ surgem com força na década de 1970, mais especificamente entre os anos de 1978 e 1979, com o nascimento de um dos primeiros grupos homossexuais no Brasil, denominado Ação pelos Direitos Homossexuais, sendo posteriormente reformulado e daí reconhecido nacionalmente como Somos: Grupo de Afirmação Homossexual[4] (Green, 2000).

O tempo, portanto, era marcado por uma efervescência de discussões:

> Pela primeira vez, lésbicas falavam abertamente sobre a discriminação que encontravam. Estudantes gays reclamavam que a esquerda brasileira era homofóbica. Defensores de Fidel Castro e da revolução cubana argumentavam que a luta por direitos específicos, contra o sexismo, racismo e homofobia, iria dividir a esquerda. Eles argumentavam que o povo devia se unir na luta geral contra a ditadura. A primeira controvérsia dentro do movimento homossexual

---

4. Green (2000, p. 273) afirma que o nome Somos veio em homenagem "à publicação da Frente de Liberação Homossexual Argentina, primeiro grupo pelos direitos gays na América do Sul, que surgiu em Buenos Aires em 1971, e desapareceu na longa noite da ditadura militar, em março de 1976".

brasileiro começava a se delinear. Os discursos já tinham sido apresentados. Dentro de um ano, questões táticas sobre alinhamento com outros movimentos sociais ou manutenção da autonomia política e organizacional iriam rachar o Somos, então o maior grupo de direitos homossexuais no país, deixando outras organizações espalhadas pelo país desanimadas e sem direção (Green, 2000, p. 274).

A gênese do movimento social LGBTI+ brasileiro é marcada também pelo Primeiro Encontro Nacional de Grupos Homossexuais Organizados, pela marcha de ativistas *gays* e lésbicas durante as comemorações do Dia Internacional do Trabalhador e pela marcha de homossexuais, travestis e prostitutas contra a violência policial, cujo grito de guerra era "Abaixo a repressão — mais amor e mais tesão" (Green, 2000). Tais manifestações eram nada mais do que a explosão de sujeitos coletivos até então invisíveis que se uniam em torno da defesa de seus direitos, batalhando por reconhecimento e por direitos. Numa época em que eclodia a busca por cidadania, como a retirada da homossexualidade em 1973 da Classificação Internacional de Doenças, também se verificavam a culpabilização, a criminalização e a patologização de *gays*, bissexuais e transgêneros em relação à epidemia do HIV (1983), que figurava no imaginário social como *câncer gay*.

Nessa época histórica, "lutas sociais contra a desigualdade de gênero, consolidação de movimentos identitários, irrupção de novos arranjos e os impactos do HIV/aids na forma de experimentar a sexualidade conformam o cenário da necessidade de afirmação dos movimentos sexuais" (Froemming, 2008, p. 13).

É inegável o impacto da epidemia de HIV para a produção da visibilidade da condição homossexual, que ganha, com o seu advento, uma imensa perversidade. Segundo Green (2000), era direta a associação entre o HIV e os homossexuais com maior poder e recursos econômicos para viajar aos Estados Unidos e à Europa (onde houve os primeiros casos de transmissão do HIV[5]). Tal entendimento decorria do grande número de casos de homens

---

5. Apenas para fins de elucidação, cabe ressaltar que o HIV, denominado vírus da imunodeficiência humana, é o que pode ser transmitido através de sêmen, líquido pré-ejaculatório, líquidos vaginais, leite materno e sangue. A aids, diferentemente, é a síndrome da imunodeficiência

gays e bissexuais infectados na época, chegando até mesmo ao imaginário social de que homens heterossexuais e mulheres não estariam expostos ao risco da infecção, criando o conceito de grupos de risco, que passaria posteriormente a comportamento de risco, até se transformar no conceito de vulnerabilidade social (Ayres, 2003).

> A acelerada mudança da transmissão predominantemente homossexual e bissexual para uma transmissão heterossexual cresceu rapidamente depois da primeira década, e torna-se ainda mais marcante quando os casos de AIDS reportados são vistos durante um longo período de tempo. Enquanto os homens homossexuais representavam 46.7% e bissexuais 22.1% [dos casos], homens e mulheres heterossexuais representavam apenas 4.9% do total nacional entre 1980 e 1986. Em 1991, o número de casos reportados entre homens homossexuais caiu para 22.9%, e os casos entre homens bissexuais diminuíram para 11.1%, enquanto casos reportados entre homens heterossexuais cresceu para 20.1% (Parker, 1993 *apud* Green, 2000, p. 286).

Também havia na época a visão de que a infecção do HIV em mulheres heterossexuais somente poderia ser explicada pela hipótese de seus companheiros terem práticas sexuais com outros homens no decorrer dos casamentos, o que, ao mesmo tempo, moralizava e novamente responsabilizava homens homossexuais pela transmissão do vírus, recaindo sobre eles o peso da perversão, da moralidade e da promiscuidade.

A identificação do HIV como tema correlacionado ao movimento social LGBTI+ perdura até a contemporaneidade e não é por acaso, portanto, que muitos movimentos atualmente institucionalizados como organizações da sociedade civil (OSC)[6] se mantenham estruturalmente muito em razão do

---

adquirida, ou seja, o conjunto de doenças que a pessoa que se infectou pelo HIV pode ou não manifestar no corpo, e que poderão surgir com meses e anos de infecção ou simplesmente não surgir. Aqueles que se infectaram pelo vírus são denominados pessoas que vivem com HIV.

6. É importante analisar que o Estado muitas vezes se desresponsabiliza da oferta de políticas públicas para determinados segmentos populacionais, que passam a ter que contar com o mercado e a sociedade civil organizada em termos de oferta de serviços especializados. O Estado, por via de chamadas públicas, atribui então essa responsabilidade às entidades da sociedade civil, creditando ainda às ações propostas pelas OSC um caráter salvacionista, de acordo com a ideia de que elas façam o atendimento das áreas sociais e preencham a lacuna deixada (Coutinho, 2002). Não é intenção nem

financiamento de projetos sociais de prevenção de HIV/aids. Se, por um lado, homossexuais e bissexuais masculinos caracterizaram de fato um grupo social vulnerável à epidemia, por outro, a utilização de financiamentos na área da saúde a favor da prevenção ao HIV/aids chega também a ser um instrumento que o movimento usa a seu favor para a sua existência, deixando de lado, por vezes, questões de cidadania e de acesso à rede de serviços que também requisitam respostas da política de saúde, expressando uma contradição importante.

No Brasil, dado que os movimentos LGBTI+ têm sua emergência um pouco mais tarde em comparação aos ativismos europeus e norte-americanos, as reivindicações por direitos não se limitavam apenas em combater a criminalização e a patologização das dissidências sexuais e de gênero, como também procuravam materializar certa superação do "gueto" por meio do acesso a direitos de liberdade, como os direitos civis, a partir do que era também noticiado internacionalmente.[7]

Facchini e França (2020), analisando os 40 anos do movimento LGBTI+ brasileiro, registram os seguintes elementos históricos: (i) a consolidação

---

mérito, certamente, dizer que essa realidade é manipulada pela sociedade civil organizada, mas sendo a sociedade contemporânea eminentemente contraditória, não se pode fazer a leitura desses fatos sem entender também esses contextos ocultados. O Terceiro Setor, como nomeiam Montaño e Duriguetto (2014), desenvolve um papel ideológico determinante no desenvolvimento das políticas neoliberais, contribuindo com a transferência de responsabilidades sociais do Estado para a sociedade civil organizada e em sua omissão na regulação social entre capital e trabalho. Essa relação é também uma forma de o Estado moderno, favorável que é ao capitalismo, se afirmar como Estado democrático para manutenção da lógica neoliberal, mascarando uma falsa democracia na possibilidade de a sociedade civil "fazer" as políticas públicas, estratégia essa que nada mais é senão uma expressão do programa neoliberal. Dessa forma, o Estado ganha, porque se torna o mais mínimo possível, gastando menos e repassando financiamento às OSC que precisam fazer o trabalho planejado pagando pouco a seus profissionais, com redução de custos, de recursos humanos, técnicos e físicos, assumindo responsabilidades para que tenham minimamente atendidas as necessidades humanas e as demandas sociais dos grupos socialmente vulneráveis.

7. "Apesar da censura do governo durante a década de 1970, informações esparsas sobre o surgimento e o crescimento do movimento internacional de gays e lésbicas começaram a encontrar espaço na imprensa brasileira [...]. Nos anos seguintes, os principais jornais do país noticiaram outros fatos internacionais que trouxeram mais informações aos leitores sobre os esforços dos grupos de gays e lésbicas a fim de reivindicar status legal para os casamentos entre pessoas do mesmo sexo e eliminar a classificação da Associação Psiquiátrica Americana, que descrevia a homossexualidade como doença" (Green, 2019, p. 426-427).

das paradas do orgulho e sua capilarização para contextos interioranos; (ii) as demandas engavetadas no Legislativo; e, por consequência, (iii) o investimento no diálogo com o Executivo para a criação de políticas, conselhos, conferências e programas específicos. Seguindo essa linha de pensamento, ao avançar politicamente no reconhecimento dos direitos das pessoas LGBTI+ e sua inclusão na Constituição, testemunhamos a consolidação dos estudos sobre diversidade sexual e de gênero nas universidades, tornando-se um campo importante de produção de conhecimento. Além disso, observamos um impacto significativo no sistema do Judiciário, que emitiu decisões favoráveis ao casamento entre pessoas do mesmo sexo, à criminalização da homofobia, à retificação do registro civil de pessoas trans e à permissão para doação de sangue por homens que fazem sexo com outros homens.

Paralelamente, um vasto vocabulário para descrever experiências que vão além da cis-heterossexualidade se disseminou, sendo adotado até mesmo pela mídia tradicional, o que não pode mais ser ignorado por grupos conservadores. Na segunda década deste século, testemunhamos uma reconfiguração dos movimentos ativistas LGBTI+. Dentro dessas transformações, observamos uma maior visibilidade do ativismo travesti e de mulheres transexuais, que posteriormente foi acompanhada pelo surgimento das transmasculinidades e do ativismo bissexual. Ao mesmo tempo, vemos o surgimento e a consolidação de organizações que representam pessoas intersexuais e, mais recentemente, pessoas não binárias.

Além disso, as agendas LGBTI+ passam a se encontrar com as lutas antirracistas, anticapacitistas, contra a corponormatividade, o etarismo e a sorofobia. Novas alianças se consolidam, com fortalecimento da defesa da diversidade sexual e de gênero entre conselhos profissionais e sindicatos, destacando-se também o surgimento de setores religiosos pró-diversidade, e de pais e mães em defesa da vida de filhos e filhas LGBTI+ (Irineu, 2023b).

O debate sobre a luta por direitos levada a cabo por esses movimentos sociais na sua trajetória brasileira será feito em breve. Antes, é necessário retomar o debate sobre identidade e como ela é uma questão central, não apenas por ter sido objeto de investimento das políticas públicas — em outras palavras, significa dizer que as políticas para esse segmento tomam a identidade como elemento orientador —, como também sua passagem de um aspecto individual para outro coletivo exigiu uma maturação teórica nem sempre disponível aos ativismos contemporâneos e para o pensamento do conjunto da sociedade, assunto ao qual, acreditamos, o Serviço Social tem muito a contribuir.

3.1 Identidade *versus* identitarismo, anticapitalismo e crítica à norma

Uma questão importante sobre o debate em torno da população LGBTI+, naquilo que diz respeito à luta por direitos e por políticas públicas, é que essas lutas não se estabeleceram ao longo do tempo tomando de partida o desejo, o afeto, o sentimento, o exercício ou a expressão que uma pessoa elabora sobre seu gênero e a sua sexualidade *em si* (o que significa que não é uma questão existencialista); mas sobre como essa pessoa se identifica e é identificada, objetivamente, a partir de sua dissidência sexual e de gênero, ou seja, sobre a identificada diferença dela para o sujeito de referência (que é heterossexual e cisgênero) e que produz nela uma *consciência para si*. Podemos perceber essa verdade na própria sigla que representa as identidades sexuais e de gênero dissidentes no Brasil, que tem passado nos últimos anos por modificações, ajustes, negociações e questionamentos.

Quando dizemos que se trata de uma identificação objetiva — ou, em última instância, que a questão da identidade é uma questão objetiva menos do que existencialista —, não estamos diminuindo a importância de uma dimensão subjetiva e interna que se relaciona com a elaboração de uma pessoa sobre sua identidade, nesse caso, sobre seu gênero ou sobre seu desejo. Contudo, a questão não pode ficar aí: necessariamente o sujeito será interpelado por sua identidade no momento em que ele anuncia publicamente (daí a objetividade) ser pertencente a essa população ou é percebido socialmente como sendo participante dela. Ao se anunciar, realiza um exercício de relatar a si mesmo que expressa uma força externa, ainda que as condições estruturais não permitam um relato completo por interferirem na nossa compreensão de si (Butler, 2015).

[...] sou um advogado e professor de Filosofia do Direito que não tratou da questão racial diretamente em seus trabalhos de mestrado e doutorado. Mas, independentemente de minhas escolhas, sempre esteve além da minha vontade ser reconhecido, mediado e avaliado como um homem negro. Percebi que até a decisão de ter ou não uma vida intelectual alheia a reflexões sobre o racismo não poderia ser feita sem um confronto com a minha identidade racial. Se resolvesse não estudar a questão racial, e apenas me dedicar à Filosofia, ao Direito ou à Economia Política, eu precisaria passar a vida toda me explicando por tal decisão, uma vez que sou negro. A identidade é, portanto, algo objetivo, vinculado à materialidade do mundo, e pessoas não brancas como Haider e eu somos pensados através da identidade, ainda que nela não pensemos (Almeida, 2019, p. 8-9).

Conforme já mencionamos, as últimas atualizações do acrônimo LGBTI+ que construímos coletivamente, por meio de um debate nacional, saíram das três únicas conferências nacionais que tivemos no país para o nosso segmento populacional. Desde então, o debate político no Brasil em torno de outras populações tem ganhado cada vez mais força, também em razão do aparecimento de organizações nacionais de defesa de direitos dessas pessoas, como a Associação Brasileira Intersexo (Abrai), a Articulação Brasileira Não Binárie (Abranb) e o Coletivo de assexuais para informação e visibilidade sobre as assexualidades (Abrace).

Podemos afirmar, no entanto, que as identidades contempladas pela sigla LGBT possuem construção política nacional há mais tempo, o que ofereceu as condições históricas necessárias para que elas fossem representativas até 2016 — ainda que uma moção de repúdio, aprovada na conferência desse mesmo ano, tenha defendido a proposta de inclusão de pessoas intersexo, pansexuais e assexuais na sigla. Esse exemplo nos ajuda a pensar que o acrônimo representa um momento de maturação teórica e política de sujeitos concretos, em um tempo histórico específico, fazendo-nos refletir justamente sobre o ingresso de novos sujeitos na arena política, organizados para a produção de políticas públicas e para defesa de direitos. Em outras palavras: quando reivindicam uma identidade coletiva, que é, por isso, uma identidade política, se constitui uma representação coletiva pública que será utilizada na busca por reconhecimento (legal, jurídico, social) e proteção social.

Nesse sentido, como profissão e área do conhecimento, não nos interessa aquilo que diz respeito a uma identidade individual do sujeito experienciada na sua particularidade, na sua vida cotidiana; da mesma forma que não tratamos nesta obra do *queer* como uma identidade coletiva, mas como movimento teórico e político, ainda que as pessoas tenham todo direito de se reconhecer a partir dessa nomeação se assim quiserem. É preciso ainda considerar que, como há uma fluidez das identidades e uma multiplicidade de gêneros e sexualidades, nada está sacramentado, e, portanto, em uma próxima conferência, prevista para maio de 2025, conforme a convocação do presidente da República, Luiz Inácio Lula da Silva, disposta no Decreto n. 11.848/2023 e publicada no *Diário Oficial da União* (*DOU*), pode-se inclusive se referendar o uso de um novo acrônimo.[8]

Por outro lado, é preciso entender que quando Colling publica, em 2015, o livro *Que os outros sejam o normal: tensões entre movimento LGBT e ativismo queer*, esse termo ainda era visto pela maioria como:

> [...] demasiado acadêmico e a palavra em inglês, na opinião de muitas pessoas, não dá conta de contemplar as experiências no ativismo de cada local. Por isso, vários coletivos pensaram em palavras que seriam mais apropriadas para tratar do *queer* em seus países, a exemplo do cuier ou dissidência sexual, no Chile (San Martin, 2011), ou do uso de insultos, como marica ou bollera, na Espanha (Córdoba; Saez; Vidarte, 2007) (Colling, 2015, p. 22).

Naquele momento, o pesquisador nos contava que a lógica *queer* estava contaminando os grupos institucionalizados, mais do que os próprios imaginavam. Talvez, dez anos depois de seu trabalho de campo, possamos afirmar que suas pistas estavam corretas, e esse "contágio" tenha extrapolado até mesmo um dos elementos centrais da própria crítica *queer*, que é a não identificação, a não localização e não identificação. Irineu (2019) também deu pistas de que, talvez em contextos territoriais que não viveram o Welfare

---

8. O Decreto da próxima conferência estabelece a convocação para a "4ª Conferência Nacional dos Direitos das Pessoas Lésbicas, Gays, Bissexuais, Travestis, Transexuais, Queers, Intersexos, Assexuais e outras (LGBTQIA+)", o que já demonstra o uso de um novo acrônimo, a partir do que vem se construindo na agenda da política nacional no atual governo.

State — mas que serviram de extrativismo para manutenção do Estado Social dos países ocidentais do Norte global —, a desidentificação e a deslocalização ganhariam outros contornos, já que nos países do Norte se desidentificar envolveu um processo pós-identitário, exatamente por terem vivido experiências de reconhecimento da diferença que o Sul global não viveu, pois estava sob o domínio colonial do Norte e/ou ditatorial com financiamento deste.

Em síntese, é fundamental distinguirmos, ao falarmos sobre identidade, o que significa apoiar a construção de uma agenda política coletiva em torno de uma identidade e, em contrapartida, afirmar-se *assim ou assado* na vida mais particular, individual, na vida miúda. As pessoas têm o direito e frequentemente se nomeiam de diferentes formas nas suas vidas cotidianas — como lembrou Agnes Heller (2000),[9] a vida cotidiana não deixa de ser a vida completa do sujeito. Isso não significa necessariamente que essa nomeação ou identidade individual se torne *imediatamente* uma identidade coletiva com demandas políticas definidas por reconhecimento e por políticas públicas.

Ao nos determos no processo histórico que vivemos pela importância de fazermos análise de conjuntura (sob pena de, ao não fazermos, cairmos em atitudes prescritivas e ignorantes no que se refere ao próprio fazer

---

9. A vida cotidiana, tal como elaborou Heller (2000), é aquela vivida por todos os seres humanos nas suas particularidades, isto é, como indivíduos inconscientes da sua condição humano-genérica (como partes de uma humanidade). Ela é dotada também da repetição de todos os atos que são inerentes ao funcionamento da vida, mas somente de maneira incompleta: jamais aprofundamos as práticas cotidianas (falar, ler, preparar o alimento...), utilizando delas somente o necessário para a reprodução da vida. Em outras palavras, o cotidiano pode ser encarado como a vida comum que é repetida silenciosamente e na qual não buscamos muitas explicações, coerência ou o significado profundo das coisas (Certeau, 1998). Heller (1993) usa como metáfora a contação de uma história: o adulto repete uma mesma fábula para a criança, aborrecido pela repetição, mas esquece que ele mesmo faz a sua história *cotidianamente*, sem se aborrecer com a repetição que lhe é característica. O tempo é o agora e a vida miúda do presente é desprovida de sentidos — ou melhor, é provida do sentido comum (Martins, 2000): "a cotidianeidade se manifesta como a noite da desatenção, da mecanicidade e da instintividade, ou então como o mundo da familiaridade. A cotidianeidade é ao mesmo tempo um mundo cujas dimensões e possibilidades são calculadas de modo proporcional às faculdades individuais ou às forças de cada um. Na cotidianeidade tudo está ao alcance das mãos e as intenções de cada um são realizáveis. Por esta razão ela é o mundo da intimidade, da familiaridade e das ações banais" (Kosik, 1976, p. 69).

histórico), conseguimos perceber aquilo que Althusser (1979, p. 27) chamou atenção ao escrever que "não se rompe de uma vez com um passado teórico, porque em todo o caso precisa-se de palavras e conceitos para se romper com palavras e conceitos, e amiúde são as antigas palavras que estão encarregadas do protocolo da ruptura, enquanto dura a pesquisa das novas". Significa que certamente estamos produzindo novas e melhores palavras para definir as dissidências sexuais e de gênero no Brasil, mas essa tarefa precisa ser das próprias populações que experimentam essa dissidência e estão organizadas a partir de grupos e movimentos sociais.

Embora pareça contemporâneo, o desafio da passagem de uma experiência individual para outra coletiva sempre esteve presente entre pessoas LGBTI+, já que o motivo para a organização política se dá, num primeiro momento, via experiência individual. Trevisan, ao narrar sobre o surgimento do movimento homossexual em São Paulo, retrata duas cenas que nos parecem interessantes de análise:

> Houve tentativa de estudar alguns textos. Mas os participantes, muito reticentes ante a experiência, estavam paralisados por sentimentos de culpa — mesmo quando, pelo fato de serem homossexuais, tivessem sofrido humilhações da parte de seus companheiros de partido. [...] 70% do grupo admitia francamente se achar anormal por causa de sua homossexualidade [...]. Os temas procuravam concentrar-se sobre os indivíduos ali presentes e suas experiências cotidianas, assim como dúvidas, problemas, projetos, visando dessa maneira atuar sobre a realidade sem começar pelo *outro*, mas por nós próprios. [...] o que significa que, desde o início, estávamos preocupados em não mais separar as esferas pública e privada, o crescimento da consciência individual e a transformação social (Trevisan, 1986, p. 202-204, grifo do autor).

> [...] como sabíamos que naquele debate sobre homossexualismo [sic] o auditório estava cheio de bichas e lésbicas, nós da mesa combináramos jogar, sempre que possível, as perguntas de volta ao público, para que ele assumisse a briga sem necessidade de porta-vozes. Quando, no final da acalorada discussão, um esquerdista ortodoxo observou que a luta homossexual escamoteava profundamente a questão da luta de classes, não contive minha irritação: subi numa cadeira e pedi às pessoas do auditório que relatassem fatos concretos de como *nós* homossexuais éramos escamoteados *justamente* em nome da luta de classes. A reação foi fulminante. Homens e mulheres, emocionados e sem medo de

aparecerem publicamente como gueis, levantaram-se para relatar experiências pessoais de discriminação de setores progressistas contra eles, por serem homossexuais (Trevisan, 1986, p. 207, grifos do autor).

Ambos os parágrafos refletem a sustentação de que, na vida cotidiana, oferecemos explicações simples para fenômenos complexos e temos a tendência de acreditar que nossa experiência individual explica o todo do fenômeno, pois serve para todas as pessoas[10] (Ferreira, 2021). Mesmo na tentativa de se organizar, parte dos primeiros ativistas sentia-se culpada e anormal por ser homossexual, absorvendo para si um discurso simplista e patologizador da sociedade em relação à homossexualidade que, ao fim e ao cabo, jogava contra suas próprias existências.

Além disso, ao buscarem em experiências pessoais situações que demonstram a violência, colocavam a questão do individual em detrimento do coletivo. Não queremos dizer que a experiência não deva ser usada como *critério de verdade*, pelo contrário, já que a explicação sobre o fenômeno social deve sim partir do ser humano concreto e das suas relações sociais. Mas essa experiência deve necessariamente ser mediada, voltar como *concreto pensado* para poder fazer sentido a uma coletividade a partir das sínteses provisórias que se busca fazer.

É exatamente por esses motivos que a pauta da identidade é tratada como "identitarismo" por determinados setores da esquerda — ainda que saibamos que frequentemente essa crítica é generalizadora e não aprofunda a questão que está sendo colocada para análise, como se fosse *sempre* identitarismo. No capitalismo, há uma tendência, que precisamos enfrentar, de que a identidade seja transformada como algo meramente individual e subjetivo, perdendo sua dimensão social e coletiva, o que se asseverou tanto com o neoliberalismo,

---

10. As ações que tomamos no cotidiano são, por isso, generalizadoras e, com frequência, não são motivadas moralmente (a não ser quando a moral torna-se moralismo). Daí veremos certas características próprias do cotidiano: a espontaneidade (a capacidade de se naturalizar modos e costumes); a imediaticidade (a capacidade de responder de maneira imediata ao fenômeno); a heterogeneidade (a experiência vivida pelo "eu" é projetada para o "nós" e o pensamento não necessita de coerência interna); e a superficialidade extensiva (a capacidade de tomar atitudes de maneira irrefletida e simplista) (Heller, 2000).

com o reforço da necessidade do reconhecimento sem redistribuição (Fraser, 2007), quanto com o sectarismo político, que trata as lutas sociais de gênero e sexualidade como identitarismo e fragmentação da luta de classes.

Por um lado, é preciso persistir, como já dissemos, no fato de que nenhuma característica humana é "apenas biológica" ou "apenas social"; por outro, é necessário insistir que gênero, sexo e sexualidade são categorias fundamentalmente sociais e históricas, já que são produtos da atividade humana. São elementos da atividade humana e, por isso, produtos sociais, porque foram inventados pelos seres humanos no processo de produção e reprodução da sociedade; por esse motivo, não são características essenciais anteriores ao sujeito e ao fazer histórico. Edward Thompson (1981), ao elaborar o conceito de experiência humana, já demonstrava que ela era composta por condições concretas de vida e formas subjetivas de elaborar, na consciência, as determinações colocadas ao sujeito no social, de modo a entendermos a identidade como construção histórica, fazendo parte de um tempo, de um sujeito e de condições determinadas.

Em contrapartida, concordar com essas premissas, bem como depositar na estrutura a importância devida, não significa impedir a celebração da identidade, como se só importasse, agora, combater as opressões estruturais, negando os aspectos individuais e relacionais em que a identidade é também operada e cujos efeitos de operação vão depois se espelhar na estrutura social. As estruturas de dominação também vão produzir efeitos na identidade dos sujeitos, motivo pelo qual nos parece equivocada a ideia de que questões de gênero, sexo e sexualidade colocam em segundo plano as questões de classe. Numa perspectiva interseccional, a classe não perde lugar, é, antes, analisada em conjunto com outros aspectos que lhe dão forma e conteúdo, já que a classe social não é uma abstração, mas compõe uma *análise concreta de uma situação concreta* (Marx; Engels, 2001). Assim, não é possível desejar uma união entre os dominados enquanto não superarmos esses equívocos, pois a luta das dissidências sexuais e de gênero compõe a agenda pela democracia e pela liberdade.

Ao mesmo tempo, entendemos que não podemos cair na armadilha da identidade esvaziada de conteúdo de classe, celebrando a representatividade de populações subalternizadas como se fosse suficiente. A esse respeito, retomamos a noção de justiça social elaborada por Fraser (2006, p. 233) como resultado de remédios, simultaneamente, para a redistribuição e para o reconhecimento, indicando caminhos para o entrecruzamento dessas duas dimensões: "gênero e 'raça' são paradigmas de coletividades bivalentes. Embora cada qual tenha peculiaridades não compartilhadas pela outra, ambas abarcam dimensões econômicas e dimensões cultural-valorativas [implicando] tanto redistribuição quanto reconhecimento".

> O gênero, por exemplo, tem dimensões econômico-políticas porque é um princípio estruturante básico da economia política. Por um lado, o gênero estrutura a divisão fundamental entre trabalho "produtivo" remunerado e trabalho "reprodutivo" e doméstico não-remunerado, atribuindo às mulheres a responsabilidade primordial por este último. Por outro lado, o gênero também estrutura a divisão interna ao trabalho remunerado entre as ocupações profissionais e manufatureiras de remuneração mais alta, em que predominam os homens, e ocupações de "colarinho rosa" e de serviços domésticos, de baixa remuneração, em que predominam as mulheres. O resultado é uma estrutura econômico-política que engendra modos de exploração, marginalização e privação especificamente marcados pelo gênero. Esta estrutura constitui o gênero como uma diferenciação econômico-política dotada de certas características da classe [...]. Isso, no entanto, é apenas uma parte da história. Na verdade, o gênero não é somente uma diferenciação econômico-política, mas também uma diferenciação de valoração cultural. Como tal, ele também abarca elementos que se assemelham mais à sexualidade do que à classe, e isso permite enquadrá-lo na problemática do reconhecimento. Seguramente, uma característica central da injustiça de gênero é o androcentrismo: a construção autorizada de normas que privilegiam os traços associados à masculinidade. Em sua companhia está o sexismo cultural: a desqualificação generalizada das coisas codificadas como "femininas", paradigmaticamente — mas não só —, as mulheres (Fraser, 2006, p. 233-234).

A fim de constituir remédios para as injustiças de reconhecimento, a principal saída no Brasil, no que se refere ao segmento LGBTI+, tem sido a promoção de políticas públicas de caráter identitário, o que já mencionamos anteriormente. Ou seja, as políticas públicas (de saúde, de acesso ao ensino superior, de justiça, de emprego etc.) tomam a identidade como objeto — o que, como discutimos, tem a ver com sentimento, desejo, autoconsciência etc. e, necessariamente, com um jogo entre auto/heteroidentificação, o que parece levantar novos problemas para o ativismo e para a democracia como um todo. Antes de passarmos para o tema da consolidação desses direitos e políticas públicas, vamos brevemente pensar alguns exemplos do que vêm sendo construído no país e que, apesar de trazerem algumas soluções, carregam novos dilemas.

A Portaria n. 2.803, de 19 de novembro de 2013 — que redefine e amplia o processo transexualizador no nosso Sistema Único de Saúde (SUS) —, compreende como usuários(as) com demanda para o processo transexualizador as pessoas transexuais e travestis. Nesse documento, estão habilitados como Unidade de Atenção Especializada no Processo Transexualizador apenas cinco hospitais de todo país: Porto Alegre (RS), São Paulo (SP), Rio de Janeiro (RJ) e Goiânia (GO). Apesar de o documento não definir o que é uma pessoa transexual ou travesti, o que nos parece excelente, é sabido que, no cotidiano do trabalho multiprofissional desses hospitais, pode haver, *segundo regras não escritas*, certa seleção de que pessoas trans são realmente elegíveis para o processo que, de acordo com o mesmo documento, consiste no acompanhamento mensal de usuário(a) durante no mínimo de dois anos no pré-operatório e por até um ano no pós-operatório. Isso significa que uma pessoa trans necessariamente aguardará pelo menos dois anos pela cirurgia genital no SUS e, durante esse período, estará exposta a diversos procedimentos técnicos (anamneses e avaliações multiprofissionais e interdisciplinares) que podem colocar em dúvida a certeza da pessoa sobre o desejo da cirurgia ou sua qualidade de "transexual verdadeira", segundo o que já analisou Borba (2016) e se materializa nas narrativas a seguir coletadas pelo trabalho do assistente social Rocon:

> O que eles cobram é você ter uma vivência feminina. Eles falam que eles não operam homem. [...] Eu já estava cansada de falar as mesmas coisas. Você tinha que provar que era mulher, que você era mulher na cabeça... na maneira de vestir, em tudo. (Participante 7)
>
> Foi difícil. Quatro anos. [...]. Mas ele [médico] mesmo falava: "Não. Você tem que estar melhorando". [...] A aparência eu acho que é isso [...]. Eu acho que eles olham muito assim, a questão social mesmo. Se você vai ter uma aceitação.

Eu acho que é isso também [...]. Eu não concordo. Porque o que realmente influencia é o que você sente. É o que está no seu coração. Entendeu? Então, se eu me sinto como uma mulher, independente assim de ter peito, de ter uma fisionomia feminina. (Participante 4)

E aqui no hospital uma pessoa que tem barba no rosto não vai operar [...]. A psicóloga mesmo fala "Você é tão feminina. Você já pode operar". Não é isso que faz uma pessoa operar, não é o físico, é a cabeça. Você entendeu? Então muitas meninas que estavam no plano que não eram femininas, que não tinham condições de se cuidar, a psicóloga achava que não estavam preparadas porque não eram femininas. Entendeu? (Participante 6) (Rocon et al., 2019, p. 8).

Os relatos anteriores dão conta de uma necessidade de convencimento das equipes multiprofissionais no que diz respeito à aderência da pessoa usuária às normas de gênero, quer dizer, sua "verdadeira sintonia" com o feminino expresso por elementos fenotípicos que nem todas conseguem acessar. Nesse caso, portanto, não basta a autodeclaração: é necessário que a pessoa seja heteroidentificada trans por outros sujeitos (não sendo eles os seus pares). Fato semelhante ocorre na política de segurança de alguns lugares do país, quando o Brasil passou a construir políticas penitenciárias para pessoas LGBTI+ privadas de liberdade. Algo bastante comum às casas prisionais que possuem alas ou galerias específicas para a alocação de pessoas LGBTI+ presas é a instituição de um modo de selecionar essas pessoas e fazê-las serem ou não "sujeito" dessa política, embora as formas de fazê-lo se tornem sensivelmente diferentes, a depender de cada caso (Ferreira et al., 2019).

Tal como Lamounier (2018) analisou, conseguimos compreender que a política das alas prisionais mineiras, por exemplo, é construída com base no que o sujeito atribui a si mesmo em termos de identidade: basta que a pessoa assuma ser homossexual ou transgênero para dar entrada nesse espaço, o que resultou, em dado momento histórico, em uma superlotação dessas alas (haveria pessoas fora da sigla declarando-se parte dela para acessar um espaço mais seguro da prisão), e o consequente encaminhamento de travestis, transexuais e homossexuais a espécies de centros de triagem, denominadas institucionalmente Centros de Remanejamento do Sistema Prisional (Ceresp), que são também unidades prisionais, mas próprias para a custódia de presos que serão remanejados posteriormente. A assunção identitária é feita por meio da assinatura, por parte da pessoa presa, de um *termo de autodeclaração da homossexualidade* instituído como anexo da Resolução Conjunta da Secretaria de Desenvolvimento Social/Secretaria de Estado de Desenvolvimento Social (SEDS/Sedese) n. 01/2013. A relação é, portanto, jurídica, o que possibilita que a pessoa presa rescinda ou "quebre" o termo e deixe de ser sujeito da política da ala.

Diferentemente do caso mineiro, em Mato Grosso a política de alas não funciona a partir da autodeclaração. Em duas casas prisionais, foi identificado pela pesquisa de Ferreira *et al.* (2019) que há pessoas responsáveis pela avaliação de quem poderia ser "sujeito da política", isto é, quais pessoas de fato se expressariam identitariamente como *gays* ou como travestis. Isso passa, em ambos os casos, por uma avaliação de profissionais da Psicologia, que fariam uma espécie de entrevista com a pessoa (anamnese), avaliando se ela poderia ter tido, no passado ou no presente, relacionamento com mulheres — o que faria com que ela não fosse entendida como *gay* ou travesti. Assim, as casas prisionais "resolvem" o problema da superlotação por meio de um sistema de classificação de quem seria "verdadeiramente" travesti ou homossexual. De acordo com as entrevistadas, esse sistema algumas vezes já impediu que travestis tivessem os seus companheiros consigo no mesmo espaço da prisão (Ferreira *et al.*, 2019).

O tema da identidade também aparece na emergência e na consolidação das cotas para pessoas trans em concursos públicos, seleções para emprego e vagas no ensino superior — particularmente em programas de pós-graduação (Maria, 2023). Algumas instituições públicas optaram, ao longo do tempo, pelo regime da autodeclaração com entrega adicional de um conjunto de documentos (por exemplo, carteira de nome social ou documento civil com nome retificado) que podem ser analisados por órgão ou setor especializado (como um grupo de pesquisa em gênero e sexualidade) que emite posição final pelo deferimento ou não; outros estabelecimentos vêm instituindo as bancas de heteroidentificação, formadas por pessoas trans com alguma representatividade social (ligadas a movimentos sociais, por exemplo) para dar cabo ao procedimento de aferição.

De qualquer modo, é perceptível que essas saídas geram também problemas, pois como é possível que alguém (mesmo ela sendo uma pessoa trans) assuma que outra pessoa não é trans, sobretudo em um contexto no qual acreditamos que essa deva ser uma enunciação da própria pessoa? Além disso, em um cenário em que o acesso à retificação do registro civil se tornou um procedimento, e ainda bem mais facilitado e administrado sem necessidade de processo judicial, uma pessoa autodeclarada trans e com seu documento de identidade retificado pode ser colocada em xeque por outros sujeitos?

Essas questões nos fazem acreditar que, talvez, precisemos caminhar a passos lentos para um *paradigma de proteção às vulnerabilidades* em detrimento do *paradigma de proteção da identidade* que tem servido de sustentação para as políticas públicas destinadas a esses segmentos. Para ilustrar esse pensamento, nos remontamos à cena em que, durante um *show* na Exposição Agropecuária Industrial e Comercial (Eapic), "no estado de São Paulo, pai e filho, tomados como um casal após terem se abraçado, foram agredidos por sete homens" (Silva Junior, 2014, p. 15). Pai e filho tiveram tempo de explicar que não eram um casal *gay*, mas mesmo assim foram atacados com socos e mordidas, tendo o pai tido sua orelha decepada pelos dentes de um dos agressores. Essa cena nos evidencia o heteroterrorismo presente no crime cometido e a possibilidade de o crime ser classificado como homofobia, ainda que as vítimas dele não sejam homossexuais. Nada mais justo, já que a motivação do crime foi a orientação sexual presumida.[11] Entretanto, é interessante pensar que, nesse caso, um dispositivo jurídico que foi pensado para proteger/assegurar direitos a pessoas dissidentes em relação à sua orientação sexual ou identidade de gênero possa se estender a outras que não fazem parte desse contingente populacional.

Tomando essa situação como ilustrativa, é possível, ainda que não tenha sido essa a intenção, dissociar a política de proteção do sujeito dessa política, quer dizer, produzir uma política de proteção da diversidade sexual e de gênero sem ter o sujeito em si (ou sua identidade) como objeto. Desse modo,

---

11. Para um maior aprofundamento sobre violência motivada por orientação sexual e corpos cis-heterossexuais, ver o trabalho de Moisés Menezes (2021).

em relação à saúde — nosso primeiro exemplo utilizado —, poderíamos nos dar conta de que o processo transexualizador não precisa ser destinado a um tipo específico de pessoa trans (a identidade esperada, condicionada às normas de gênero, binária e heterossexual), mas a todas as pessoas que experimentam um sofrimento no que diz respeito à forma como seu corpo espelha um gênero, buscando sua modificação. Assim, seria destinada (como vem acontecendo, de maneira muito acertada, por iniciativa de diversos ambulatórios trans ligados a serviços de atenção básica/primária pelo país) também a pessoas não binárias e de gênero não conforme. Mas essa possibilidade seria idêntica para o caso da educação, do trabalho e da segurança pública, nossos outros exemplos?

Nesses casos, não parece suficiente só desconectar sujeito e política, mas ir além e tomar a questão de gênero e sexualidade não do ponto de vista da identidade, mas da vulnerabilidade — ou, nos termos de Butler (2006), precariedade —, num exercício de retorno à questão fundamental: que dimensão do sujeito precisamos proteger a partir de uma trajetória marcada por precarizações que, agora, precisam ser observadas afirmativamente? Que aspectos da sua vida como parte de uma dissidência sexual e de gênero lhe impediram acessos, impuseram-lhe sofrimento, lhe causaram violências e violações que agora precisam ser reparadas ou cuidadas pela política pública?

Apesar de Butler ter conceituado pela primeira vez essa noção em *Vida precária: os poderes do luto e da violência* (primeiro lançamento em 2004) e tê-lo feito desde um ponto de vista, ela volta a enfrentar a questão com centralidade em *Quadros de guerra: quando a vida é passível de luto?* (Butler, 2015). A precariedade da vida aparece, na primeira vez, pela constituição de uma questão sobre: "qual vida pode ser marcada como vida, e qual morte irá contar como morte" (Butler, 2006, p. 24, tradução nossa), argumentando que certos sujeitos, por sofrerem de ausência de reconhecimento em relação às suas humanidades — por exemplo, corpos que não são coerentes dentro da matriz heterossexual ou da cisgeneridade —, passam a ser considerados não humanos, ou menos humanos, produzindo a experiência com a abjeção.[12]

---

12. A abjeção "relaciona-se a todo tipo de corpos cujas vidas não são consideradas 'vidas' e cuja materialidade é entendida como 'não importante'" (Prins; Meijer, 2002, p. 161). São aqueles sujeitos

Os sujeitos que experimentam a abjeção,[13] por serem também e por isso "menos humanos", vivem vidas precárias, isto é, não são noticiados ao morrerem e poucas pessoas choram as suas perdas. Butler (2006) reflete, assim, sobre quais são as mortes que ensejam o luto na cena pública, fazendo referência a como, na mídia norte-americana, não existem, nos obituários, referências às mortes de guerras infligidas pelos Estados Unidos. Atribuindo ao obituário a função de distribuição pública do luto, a autora denuncia que nunca teriam sido vidas dignas de atenção, vidas que valeriam a pena preservar, vidas que mereceriam reconhecimento (Ferreira, 2018).

Já em *Quadros de guerra*, a autora defende que toda vida está associada a determinadas condições de existência, argumentando que toda vida é precária, quer dizer, produz precariedade como condição da própria existência de uma vida:

> [...] deveria haver um reconhecimento da precariedade como uma condição compartilhada da vida humana [...]. Afirmar que uma vida pode ser lesada, por exemplo, ou que pode ser perdida, destruída ou sistematicamente negligenciada até a morte é sublinhar não somente a finitude de uma vida (o fato de que a morte é certa), mas também sua precariedade (porque a vida requer que várias condições sociais e econômicas sejam atendidas para ser mantida como uma vida). A precariedade implica viver socialmente, isto é, o fato de que a vida de alguém está sempre, de alguma forma, nas mãos do outro [...]. É exatamente porque um ser vivo pode morrer que é necessário cuidar dele para que possa viver. Apenas em condições nas quais a perda tem importância o valor da vida aparece efetivamente. Portanto, a possibilidade de ser enlutada é um pressuposto para toda vida que importa (Butler, 2015, p. 30-32).

---

que escapam "à inteligibilidade normativa de todo um sistema de controle social" (Wolff *et al.*, 2007, p. 18), ou seja, não são reconhecidos nem legitimados como importantes, simplesmente porque suas vidas não são culturalmente inteligíveis, não são mesmo autorizadas. Em entrevista concedida a Prins e Meijer (2002), Butler assume que a abjeção não se restringe às sexualidades dissidentes, mas a todas as vidas que podem ser facilmente apagadas, invisibilizadas ou exterminadas como se não tivessem importância ou materialidade social: as pessoas que vivem na pobreza, a população em situação de rua, as pessoas presas e aquelas consideradas "casos psiquiátricos" são exemplos a se considerar. No entanto, a abjeção é um processo, de modo a existir enquanto o sujeito permanece como inteligível à cultura, o que impede, por isso, a possibilidade de nomeá-lo com facilidade.

13. Para uma análise histórica da abjeção e da violência contra LGBTI+ no Brasil e os desafios para o Serviço Social, ver Peixoto (2023).

A questão que permanece é que, apesar de toda vida ser potencialmente precária — ser passível da morte, de não possuir as condições sociais e econômicas para existir —, algumas vidas importam menos do que outras; e a própria consciência da precariedade existente em toda vida pode conduzir a uma potencialização da violência praticada contra essas vidas que importam menos. Isso ocorre pela via da interdependência entre os sujeitos, porque dependemos de pessoas que conhecemos e de pessoas que não conhecemos para continuarmos vivos, mas também pela via das normas e das instituições que, na história, foram desenvolvidas para aumentar ou diminuir a precariedade das pessoas (Butler, 2015). Nesse caso, a importância da política pública para pessoas LGBTI+ reside num investimento em criar novas condições sociais e econômicas que contribuam para a manutenção de uma vida.

Se queremos, por intermédio da política pública, melhorar a vida — ou as condições de vida — de uma população a partir do reconhecimento da existência de estruturas heterocissexistas e heterocisterroristas, poderíamos entender que essas políticas não melhorariam a vida só de pessoas LGBTI+. Mesmo que essas vidas sejam potencialmente mais marcadas por violações e precariedades em decorrência do gênero/sexualidade dissidente,[14] a política pública melhoraria a vida de todo conjunto da sociedade, já que a igualdade de gênero e de sexualidade é uma agenda da democracia. Nesses termos, um paradigma de vulnerabilidade nos ajuda melhor na tarefa de identificar o que da vida de uma pessoa precisa ser protegido. Voltemos então ao exemplo da segurança pública e da administração prisional.

Ao se instituir alas e galerias específicas para pessoas LGBTI+ privadas de liberdade, vimos que a decorrência imediata é a emergência de problemas relacionados à gestão do gênero e da sexualidade que o estabelecimento prisional precisará constituir, obrigando que a pessoa se autodeclare, selecionando um servidor que a heteroidentifique ou, até mesmo, contando com pessoas LGBTI+ presas que validem a entrada de uma pessoa nova naquele

---

14. Vale a pena notar aqui a ideia de potencial, bem como de interseccionalidade (Collins; Bilge, 2021), pois a depender de raça e classe social, por exemplo, essa experiência muda fortemente.

ambiente (Ferreira, 2015). Aqui ficam de fora, portanto, pessoas que não se identificam como LGBTI+, mesmo que possuam conjugalidades com pessoas LGBTI+ (como podemos pensar nos "maridos" de travestis e mulheres trans que, via de regra, identificam-se como homens heterossexuais e cisgênero). Também ficam de fora homens heterossexuais e cisgênero que não se relacionam conjugalmente com pessoas LGBTI+, mas que possuem expressões de gênero dissidentes, sendo presumidos como *gays*/bissexuais. Ambos os grupos de homens, sabemos, também são vítimas do terrorismo de gênero/sexualidade prisional, podendo ser sujeitos protegidos por uma ala ou galeria que tivesse como paradigma de eleição a seu ingresso a vulnerabilidade. Nesse caso, a questão poderia ser resolvida a partir do interesse da pessoa e de um acompanhamento técnico que permitissem perceber essas expressões de violência.

No caso das políticas de cotas para pessoas trans no ensino superior e nos concursos públicos, a banca de heteroidentificação pode ser encarada como necessária por algumas instituições que a percebem como ferramenta mais imediatamente acessível no momento histórico que experimentamos, ainda que ela gere novos problemas (Maria, 2023). Entretanto, valeria a pena ter no horizonte a consolidação de formas de proteção às vulnerabilidades de gênero/sexualidade a partir de um cruzamento com a classe social, como fez a Lei n. 12.711, de 29 de agosto de 2012, que instituiu reserva de vagas no ensino superior para estudantes autodeclarados pretos, pardos, indígenas e quilombolas oriundos das escolas públicas.

> Cabe mencionar que não são para toda e qualquer pessoa trans, de forma indiscriminada, que essa política se destina. São necessários diversos olhares e a observação de contextos específicos para que a pessoa trans se torne elegível ao usufruto da política. Avaliando ainda a classe e contexto social, a forma com que a transfobia afeta diretamente o processo educacional da pessoa, as dificuldades que ela enfrenta no dia a dia por ser uma pessoa trans e como a sociedade se relaciona com seu corpo, sua identidade e expressão de gênero, no momento em que a presença da pessoa denuncia sua própria condição "abjeta" sem que a mesma precise verbalizar que se trata de uma pessoa trans (Antra *apud* Maria, 2023, n. p.).

Assim, poderia haver formas de avaliação das candidaturas trans a essas vagas, tendo como objeto identificar as vulnerabilidades econômicas e sociais experienciadas no conjunto de suas trajetórias, que materialmente concorreriam para impedir o acesso ao trabalho e à educação, já que é isso que buscamos tratar quando falamos de trajetórias de pessoas trans no Brasil. Segundo levantamentos diversos, "estima-se que cerca de 90% das mulheres trans utilizam a prostituição como fonte de renda devido à dificuldade de inserção no mercado formal decorrente da baixa escolaridade e evasão escolar involuntária [...] sendo a idade média de expulsão domiciliar aos 13 anos" (Alcântara *et al.*, 2022, p. 2), além de terem uma expectativa de 35 anos, de acordo com o mesmo grupo de autores.

Longe de propor soluções universais e definitivas, o que estamos exercitando é uma passagem de paradigma no campo das políticas públicas para esse segmento que nos levaria a novas possibilidades de proteção, de forma a, inclusive, ampliar essas possibilidades e atender exatamente a quem dessas políticas necessite. Como veremos a seguir, essa não seria uma saída para todo o conjunto de direitos defendidos ao longo dos anos para essas populações — certamente não tem nenhuma relação, por exemplo, com o tema da adoção e do casamento. No entanto, seria uma passagem válida àquelas políticas identitárias que nos levam a armadilhas, como propôs Haider (2019) ao procurar distinguir a identidade da política de identidade, de modo que pudéssemos rejeitar a identidade como fundamento de uma política identitária (Almeida, 2019).

> A "armadilha" de que fala Haider não está em se levar em conta a identidade nas análises sobre a sociedade, mas em analisá-la como se fosse algo *exterior* às determinações materiais da vida social. Afastada de sua dimensão social, a identidade passa a ser, simultaneamente, ponto de partida e ponto de chegada, colocando o pensamento em um loop infinito de pura contradição. Desse modo, o debate intelectual sobre a identidade jamais ultrapassa a si mesmo, incapaz que é de projetar-se nas relações concretas que sustentam as identidades sociais. À sombra do identitarismo, o mundo é uma fantasmagoria em que ser negro, mulher, LGBT, trabalhador e todo sofrimento real projeta-se em narrativas fragmentadas, relatos de experiências pessoais [...]. Ainda que se refiram a experiências comuns de muitos indivíduos, as narrativas e relatos subjetivos

não nos oferecem mais do que um caleidoscópio sociológico [...] (Almeida, 2019, p. 9-10, grifo do autor).

A partir da leitura de Haider (2019), concordamos que nem o identitarismo nem a defesa de uma anti-identidade sejam salutares a um projeto progressista, sustentando a necessidade de que as identidades sexuais e de gênero não sejam materializadas em si mesmas pelas políticas públicas, mas que sejam materialmente vinculadas a determinações concretas tradutoras de experiências precárias que justificam a emergência dessas políticas. No fundo, buscamos entender como diferentes estruturas de opressão estão interligadas, em vista de uma necessidade de compreender a situação real de pessoas LGBTI+ que possuem classe social, raça, etnia, nacionalidade, regionalidade, idade etc.

3.2 Políticas públicas e trajetória de lutas em defesa por direitos

Para refletir sobre a trajetória das políticas públicas para LGBTI+ no Brasil, cabe articularmos a discussão sobre identidade e direitos LGBTI+ no país. Portanto, vale citar Facchini (2020), em sua análise sobre enquadramentos que coexistem no cerne desse movimento. Desde sua origem, duas lógicas distintas convivem em tensão, são elas: a de identidade e a de experiência. Essas lógicas materializam no cotidiano da ação política a maneira, sobretudo, de como a diferença opera socialmente. A transição de um *ativismo centrado na identidade* para o *centramento na experiência de imbricação entre classe social, sexualidade, raça e gênero* pode nos dar elementos analíticos para interpretar essa mudança como "salto ontológico"[15] (Lukács,

---

15. Lukács (2012) argumenta que o desenvolvimento histórico não é simplesmente uma progressão linear, mas envolve momentos de ruptura qualitativa, ou "saltos ontológicos", nos quais novas formas de ser emergem. Ao falar sobre o "antes e depois" em termos cronológicos, Lukács está alertando contra uma visão simplista da história como uma mera sucessão de eventos, sem considerar as mudanças qualitativas que ocorrem. Assim, o salto ontológico não é apenas um rompimento com o passado, mas também uma abertura para novas possibilidades e formas de ser que se desenvolvem ao longo do tempo histórico.

2012), já que resultaria na alteração de táticas e estratégias, por parte do ativismo, focadas exclusivamente em um "reconhecimento sem ética" (Fraser, 2007).

Nesse sentido, não se pode prescrever uma história linear quando se trata de desenvolvimento histórico: as ambivalências, os fluxos/refluxos e as contradições que envolvem a trajetória dos direitos LGBTI+ foram e são determinantes para tal. Irineu (2023a) avalia que os processos de mudança que marcam a cidadanização LGBTI+ no Brasil se desenvolvem: (i) quando extrapolam as demandas por direitos sexuais e reprodutivos; (ii) pelo confronto aos limites normativos do próprio Estado; e (iii) coproduzindo saberes, cuidados e resistências plurais. Para que isso ocorresse, foi necessária uma longa caminhada, cujas mudanças podem ser observadas nas disputas e nos consensos desse movimento na correlação com Estado e sociedade civil (Gramsci, 2014). É possível ilustrar esse argumento observando, por exemplo, os temas e os formatos das Paradas do Orgulho LGBTI+, em especial a maior delas, que ocorre em São Paulo há quase 30 anos, a qual fora fundamental para dar visibilidade ao segmento e sedimentar demandas que levaram o Estado brasileiro a responder, de distintas formas, por meio dos poderes Executivo, Judiciário e Legislativo (Facchini, 2020; Irineu, 2019; Lacerda, 2023; Quinalha, 2022).

Neste momento do livro, é necessário abrir um parêntese para explicar que as Paradas do Orgulho sempre estiveram na fricção entre uma *cidadania de mercado* e a *emancipação política*.[16] No contexto brasileiro, há críticas em relação ao formato que as paradas do orgulho têm adotado, muitas delas se opondo à conexão entre mercado e ativismo,[17] como aponta Irineu (2019).

---

16. "A emancipação política de fato representa um grande progresso; não chega a ser a forma definitiva da emancipação humana em geral, mas constitui a forma definitiva da emancipação humana dentro da ordem mundial vigente até aqui. Que fique claro: estamos falando aqui de emancipação real, de emancipação prática" (Marx, 2010, p. 41).

17. O surgimento do movimento LGBTI+ em São Paulo, no final da década de 1970, foi marcado pela ampliação do que era então chamado de "gueto", com a abertura de boates e bares destinados ao público *gay*, que eram celebrados como conquistas da luta homossexual (França, 2012). Ao longo das décadas subsequentes até os dias atuais, houve uma tendência de transformar o consumo em uma forma de ação política, resultando em uma intersecção cada vez mais complexa entre mercado e ativismo LGBTI+.

Nesse sentido, é destacado que o projeto neoliberal, ao influenciar os modos de vida e ampliar a seletividade dos corpos, conforme discutido por Butler (2018), pode incorporar demandas socialmente progressistas, tornando-as compatíveis com os interesses do grande capital ou mesmo úteis para o projeto nacional das elites locais.

Inspirando-nos em Iasi (2011), para refletir sobre movimentos sociais e emancipação, é importante destacar que há um equívoco comum ao pensar que a transformação social ocorrerá de maneira inevitável, independentemente das condições históricas concretas. Isso implica a crença de que o esclarecimento humano e a consciência de classe surgirão de forma natural e inerentemente humana. Como assistentes sociais, nos espaços coletivos em que estivermos compondo, seja nas assessorias de movimentos sociais, seja em salas de aula ou em conselhos, devemos ressaltar que existe uma grande distância entre os interesses comerciais e da formação de uma cidadania não precária, mesmo diante das crescentes demandas da sociedade civil por responsabilidade social por parte das empresas (França, 2012). O cerne da construção de solidariedade e da luta por uma cidadania plena está no discurso dos movimentos sociais, e não no mercado.

No seu resgate sobre o surgimento dos movimentos sociais e das organizações não governamentais (ONGs) no Brasil, Gohn (1997) afirma que houve uma alteração substancial nas relações entre o Estado e o chamado terceiro setor da sociedade, sobretudo entre os anos 1990. Nessa década, ainda quando o governo era considerado inimigo, figura uma nova postura dos movimentos sociais de um modo geral, em que eles passam a ser coparticipantes das políticas públicas. Seus agentes foram gradativamente capturados pelo Estado na forma de parceiros, e com o surgimento de movimentos sociais ainda mais interessados em aliar-se ao poder estatal, os mais combativos foram se fragilizando, em que pesem as suas participações políticas (Ferreira; Gershenson, 2013). Essa é uma realidade que até hoje se mantém, e é potencializada nos movimentos sociais de gênero e sexualidade pelo fato de trabalharem com temas considerados fronteiriços, ou seja, que recebem pouca visibilidade e atenção do Estado. Isso em uma época histórica na qual cada vez mais fortemente a religião e a bancada política evangélica têm disputado territórios com os movimentos que defendem, entre outras bandeiras, a livre orientação sexual, o empoderamento feminino, a autodeterminação sobre o corpo e a descriminalização do aborto etc.

A criação e o fomento de políticas públicas, cabe afirmar, apresentam-se como bandeiras principais dos movimentos sociais de defesa dos direitos das pessoas LGBTI+. Com a promulgação da Constituição da República em 1988, inicia-se o reconhecimento das desigualdades sociais como fruto de cicatrizes históricas, objetivando a distribuição igualitária dos direitos sociais (Couto, 2004). As políticas e as ações afirmativas de valorização das questões étnico-raciais e os direitos e as chances iguais entre homens e mulheres se conformam como as primeiras políticas públicas a serem pensadas no Brasil a partir dos chamados "novos movimentos sociais", sendo a diversidade sexual e de gênero, nesse cenário, o último item a entrar na agenda antidiscriminatória federal, como bem mostram as datas de fundação da Frente Parlamentar Mista pela Livre Expressão Sexual na Câmara dos Deputados (2003) e do Programa Brasil sem Homofobia[18] (2004), primeiras ações governamentais de esfera nacional exclusivamente para essa população.[19]

---

18. O primeiro instrumento específico de políticas e ações foi o Programa Brasil sem Homofobia (BSH), datado de 2004, no Governo Lula. Tal programa tinha como escopo o combate à violência e à discriminação contra GLBT (termo utilizado à época), bem como a promoção da cidadania homossexual (Brasil, 2004), contando com 53 ações divididas em 11 eixos voltados para capacitação de ativistas, disseminação de informações, incentivos às denúncias de violações de direitos, dentre outras previsões (Irineu, 2016). O BSH previa a realização da I Conferência Nacional GLBT, da qual, por meio de suas deliberações, criou-se o I Plano Nacional de Promoção da Cidadania e Direitos Humanos de LGBT, em 2009. O objetivo era orientar a construção de políticas públicas de inclusão e combate às desigualdades para a população LGBT, primando pela intersetorialidade e pela transversalidade (Brasil, 2009). Esse plano, além da previsão de ações voltadas à saúde, à educação e ao trabalho, também previa articulações com o Congresso Nacional para aprovar legislações protetivas de direito de família, identidade de gênero, criminalização da homofobia, dentre outros. O Plano como continuidade do Brasil sem Homofobia foi fundamental para a inserção da homofobia na agenda pública. No entanto, como avalia Irineu (2019), a ausência de dotação orçamentária e de um marco legal impôs inúmeras fragilidades à implementação dessas ações.

19. Mello, Brito e Maroja (2012) localizam a primeira menção governamental propositiva para população LGBTI+, fora do campo do HIV/aids, no Programa Nacional de Direitos Humanos II (PNDH-II), lançado em 2002, ainda sob presidência de Fernando Henrique Cardoso. Observando as décadas de 1980 e 1990, acerca desse processo de *"SIDAdanização"* de *gays* e travestis — o que seria um limitado reconhecimento do Estado, a partir unicamente de uma cidadania via aids —, indicamos ler Pelúcio (2009).

Foi apenas a partir de 2001, com a criação do Conselho Nacional de Combate à Discriminação (CNCD), vinculado ao Ministério da Justiça, que as ações dos grupos de ativismo LGBT no Brasil começaram também a priorizar a reivindicação de políticas públicas voltadas à promoção de sua cidadania e direitos humanos, para além da esfera de prevenção da epidemia de HIV/AIDS e de apoio a suas vítimas, que já vinham ocorrendo desde meados da década de 1980 (Mello; Brito; Maroja, 2012, p. 295).

Na experiência brasileira, as políticas LGBTI+ que emergiram na primeira década deste século produziram um relevante efeito que culminou na constituição de uma agenda anti-homofobia (Irineu, 2014a) por parte do governo federal. O ineditismo dessas ações fez com que parte do ativismo LGBTI+ se comovesse e retrocedesse na crítica à gestão presidencial de Lula e de Dilma,[20] especialmente em momentos como o veto ao *kit* Escola sem Homofobia[21] ou o engavetamento do projeto de lei de criminalização da homofobia.[22]

---

20. Qualquer análise da política governamental LGBTI+ no Brasil precisa levar em conta a conexão histórica do movimento LGBTI+ com a história de formação do Partido dos Trabalhadores (PT). Esse vínculo é crucial para compreender a ambivalência das políticas LGBTI+ desde sua origem. Essa ambivalência se manifestou durante os dois primeiros mandatos presidenciais de Luiz Inácio Lula da Silva e de Dilma Rousseff, caracterizada pela conquista da inclusão do tema na agenda pública nacional, ao mesmo tempo que houve uma baixa institucionalização da política LGBTI+. Essa situação levou a uma dependência das políticas LGBTI+ no que concerne a uma relação *"gay friendly"* com o ministro ou secretário responsável do momento em diversas regiões do país. Essa contradição é identificada por Irineu (2019), no conceito de "homofobia cordial" (Bento, 2015), que se revela essencial para compreender as dinâmicas de poder e a correlação de forças que marcaram a política conciliatória do PT, embora reconheçamos diferenças entre os períodos dos mandatos presidenciais analisados.

21. As reações contra a chamada "ideologia de gênero" se intensificaram durante a gestão de Dilma Rousseff. Um exemplo marcante é o veto ao *kit* Escola sem Homofobia, um material educacional destinado à formação de professores para combater a homofobia. Especula-se que esse veto tenha ocorrido como parte de um acordo entre a bancada evangélica e o governo federal, visando à manutenção de Antonio Pallocci, que na época ocupava o cargo de chefe da Casa Civil e estava envolvido em suspeitas de corrupção (Irineu, 2019).

22. Dilma Rousseff sofreu um *impeachment*, durante 2016, no segundo ano de seu segundo mandato. Esse processo se caracterizou em um golpe jurídico-parlamentar, que objetivou a desmoralização da esquerda no Brasil, ampliou o antipetismo e culminou na eleição de Jair Bolsonaro, após a prisão sem julgamento, em segunda instância, de Lula da Silva, pré-candidato ao governo em 2018. Recentemente, Dilma foi inocentada na matéria do processo que justificou seu *impeachment*. Sendo a primeira presidenta mulher em um país sexista, ela já entrou no governo sob suspeição em razão

Destacamos a discrepância entre as condições políticas de Lula e Dilma para promover avanços nas questões de diversidade sexual e de gênero. No entanto, são especialmente as políticas adotadas durante o governo de Lula que nos permitem compreender a capacidade do Estado brasileiro em produzir fenômenos como o homonacionalismo e a LGBTfobia cordial (Oliveira, 2022; Irineu, 2019). As ações e as iniciativas que articularam os programas e planos LGBTI+ foram extremamente dependentes do orçamento vindo dos organismos internacionais (Organização das Nações Unidas, Organização das Nações Unidas para a Educação, a Ciência e a Cultura — Unesco —, Organização Pan-Americana da Saúde etc.) e viveram uma descontinuidade típica de uma área politicamente secundária (Irineu, 2019).

Sete anos após o lançamento do Programa Brasil sem Homofobia em 2004, teve início o trabalho do Conselho Nacional LGBT em 2011. A criação desse conselho resultou em um aumento no diálogo com a sociedade civil e em uma difusão maior das ações LGBTI+ em ministérios que anteriormente não tinham experiência no tema da transversalidade de gênero e diversidade, como o Ministério do Trabalho e Emprego (MTE) e o Ministério do Desenvolvimento Social (MDS), para citar apenas alguns exemplos (Irineu, 2019; Irineu, 2014a).

Como resultado desse processo, o Conselho Nacional LGBTI+ elaborou resoluções e documentos orientadores sobre questões como o uso do nome social por pessoas transexuais e travestis em escolas e órgãos públicos, bem como o atendimento da população LGBTI+ em situação prisional (Ferreira, 2015; Souza, 2015) e das estratégias em saúde (Duarte, 2014). Essas medidas foram importantes para promover a inclusão e o respeito aos direitos das pessoas LGBTI+ em diferentes esferas da sociedade e do Estado brasileiro.

---

de seu gênero e por sua trajetória militante durante a ditadura militar. Sob pressão, Dilma veta o *kit* Escola sem Homofobia e, publicamente, se manifesta em defesa da "não propaganda de opções sexuais" em seu governo, cuja base de apoio religiosa já se expressava desde as eleições, quando do compromisso com a "Carta ao Povo de Deus" (Irineu, 2019). É também nessa mesma gestão que os tensionamentos com a bancada evangélica levaram ao engavetamento do PLC 122, que propunha a criminalização da homofobia, a partir de uma tentativa de coalizão com a própria bancada evangélica. Pauta esta que foi aprovada, anos depois, pelo Superior Tribunal Federal, demonstrando que os direitos LGBTI+ no Brasil têm sido conquistados exclusivamente por meio da judicialização.

No Quadro 3, expõem-se as legislações, as regulamentações e a política LGBTI+ relacionada ao Brasil, cujo levantamento foi feito em diálogo com outros estudos (Mello, 2005; Irineu, 2019; Corrêa *et al.*, 2020).

Quadro 3. Legislações, regulamentações e políticas LGBTI+ no Brasil (2000-2021).

Ano	Documentos oficiais da política LGBTI+
2000	Instrução Normativa do INSS reconheceu direito LGBTI+ quanto à pensão por morte
2002	Programa Nacional de Direitos Humanos II (PNDH II)
2004	Programa Brasil sem Homofobia (BSH)
2009	Plano Nacional de Promoção da Cidadania e dos Direitos Humanos LGBT
2010	Conselho Nacional de Combate à Discriminação LGBT
2010	STJ reconhece direito à adoção por casais homossexuais na mesma classe dos heterossexuais no Regime Geral de Previdência Social
2011	STF reconhece direito à união estável e STJ o direito ao casamento para casais homossexuais
2012	Política Nacional de Saúde Integral da população LGBT
2013	CNJ edita a Resolução 175, obrigando cartórios registrarem uniões e casamentos de casais homossexuais
2013	Sistema Nacional de Enfrentamento à Violência contra LGBT
2013	Decisão do STF sobre interrupção de gravidez em casos de anencefalia
2015	Lei n. 13.104, altera o Código Penal para previsão do crime de feminicídio
2015	Decisão do STF sobre direito ao uso de banheiros conforme identidade de gênero, no Recurso Especial 845.779
2018	Decisão do STF que reconhece direito à identidade de gênero, possibilitando alteração do registro civil não vinculada à cirurgia de redesignação, à autorização judicial ou ao laudo psiquiátrico.
2019	Decisão do STF que criminaliza a homotransfobia a partir da equiparação da LGBTIfobia ao crime de racismo
2020	Decisão do STF quanto à doação de sangue por homens que fazem sexo com outros homens
2021	Decisões do STF sobre "ideologia de gênero" nas escolas

Fonte: elaborado com base em Irineu (2023a) e Oliveira (2021).

Em relação ao orçamento da política nacional LGBTI+, comparando os governos Lula e Dilma, pode-se inferir que os recursos financeiros da política sofreram uma expressiva redução, mas é após o *impeachment* de Rousseff que o orçamento sofrerá impacto ainda maior com o governo de Michel Temer[23] e, consequentemente, com o governo Bolsonaro, no qual nenhum recurso destinado na previsão para as ações LGBTI+ nem sequer foi gasto (Irineu; Oliveira; Lacerda, 2020).

Na Figura 1, constituímos uma linha do tempo que objetiva identificar os marcos temporais da ofensiva antigênero no Brasil. Demarcamos no mesmo período de surgimento das primeiras ações governamentais LGBTI+ a emergência da ofensiva antigênero, com um fortalecimento dessa retórica na eleição de Marco Feliciano à presidência da Comissão de Direitos Humanos e culminando na vinda de Judith Butler ao Brasil.

Vemos que esse percurso foi determinante para a definição do receituário moral de que a extrema-direita fez uso na eleição de Bolsonaro em 2018, como exemplos os usos da "ideologia de gênero", do "*kit gay*", dentre outras estratégias potencializadas pelas *fake news* no período eleitoral. O neoliberalismo,[24] como ideário e modelo socioeconômico que orienta as políticas no capitalismo, produz uma racionalidade que extrapola seus adeptos convictos e contamina também a subjetividade de setores que lhes são críticos, já que nada permanece intocável pela forma neoliberal (Brown, 2015; 2019).

As próprias ideias neoliberais[25] promovem o surgimento da extrema-direita ao adotar um discurso de liberdade que, na prática, justifica exclusões

---

23. O governo Temer deu continuidade parcial às ações previstas pela área LGBTI+, todavia, em sua gestão, o congelamento de investimentos nas políticas públicas é um exemplo da regressão sistemática de direitos da última década.

24. Cabe destacar que, em hipótese alguma, se pretende argumentar uma autonomia do neoliberalismo em relação ao capitalismo, equívoco muito recorrente em algumas análises do próprio campo de esquerda, em sua ampla gama de sujeitos políticos.

25. Irineu, Oliveira e Lacerda (2020) reconhecem o neoliberalismo como uma lógica ideopolítica e socioeconômica, determinante nos rumos do capitalismo recente, especialmente no que tange à sua vinculação com setores conservadores que darão nova roupagem à extrema-direita. Há diferenças entre esse segmento que reúne liberais na economia e conservadores nos costumes, com forte

e violações de direitos. Esse discurso visa garantir a hegemonia de grupos sociais brancos, masculinos, heterossexuais e cristãos. O interesse na expansão do capital muitas vezes leva à demonização da justiça social, culpando-a pelo suposto declínio moral, pela falta de empregos e acusando as políticas igualitárias de recompensar aqueles que não "merecem" (os chamados "maus cidadãos").

Figura 1. Linha do tempo: ofensiva antigênero no Brasil.

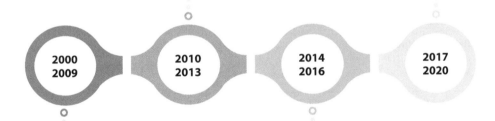

Fortalecimento dos setores antidireitos
Carta ao Povo de Deus (eleição de Dilma);
Veto ao *kit* escola sem homofobia;
Eleição de Marco Feliciano para a Comissão de DH no Legislativo;
Sucessivos ataques de Bolsonaro contra comunidade LGBTI+, negros e mulheres.

Êxito no uso de "ideologia de gênero"
Ataque à vinda de Judith Butler ao Brasil;
Eleição de Bolsonaro (*kit gay*);
Extinção da Secadi/MEC;
Damares Alves abre sua gestão no Ministério da Mulher, Família e DH com discurso antigênero;
Extinção do Conselho Nacional LGBT.

Ápice da política conciliatória do PT
Criação da Secretaria da Mulher, DH e Igualdade Racial;
Disputas entre religiosos e feministas em torno do PNDH3;
Criação de programas, ações e espaços de participação no Executivo;
Inércia do Legislativo quanto à LGBTI+.

Esgarçamento da política de conciliação do PT
Redução do orçamento das políticas LGBTI+;
Retirada do termo "gênero" nas conferências de educação;
Engavetamento do PL 122 no Legislativo;
Impeachment de Dilma sob acusações e discursos familistas e antigênero.

Fonte: elaboração a partir de Irineu e Oliveira (2021).

---

distinção no que tange à direita liberal mais clássica. No entanto, o ufanismo, o negacionismo, a defesa da tradição, da família e da propriedade são elementos intrínsecos à política brasileira, que vemos antes mesmo da instituição da República no Brasil.

Ao eleger-se em 2018, Bolsonaro se apresentou para a mídia como um combatente da ofensiva antigênero, deturpando o Plano Nacional LGBT e o *kit* Escola sem Homofobia vetado por Dilma, assim como outros documentos oficiais da gestão PT destinados ao debate da diversidade sexual e de gênero, estratégia semelhante à do próprio período eleitoral com as *fake news* sobre "mamadeira de piroca" nas escolas. Naquela gestão, a presença das mulheres no alto escalão do governo reduziu drasticamente. Damares Alves[26] foi uma das poucas mulheres a ocupar pastas importantes, sendo a ministra da Mulher, da Família e dos Direitos Humanos, ministério que agregou as principais pautas relacionadas à retórica antigênero daquele governo.

Quadro 4. Retrocessos para população LGBTI+ no Governo Bolsonaro (2019-2020).

Extinção da Secretaria de Educação Continuada, Alfabetização, Diversidade e Inclusão, órgão do MEC responsável pela promoção de ações transversais sobre gênero, orientação sexual, identidade de gênero, deficiências e condição geracional.	Jan. 2019	Ministério da Educação (MEC)
Retirada da diretriz de promoção e defesa dos direitos da população LGBTI+ na reestruturação do Ministério da Mulher, da Família e dos Direitos Humanos — MMFDH.	Jan. 2019	Ministério da Mulher, da Família e dos Direitos Humanos (MMFDH)
Ministra Damares Alves **discursa** em sua posse que "meninos vestem azul e meninas vestem rosa" e que em sua gestão "meninos voltarão a ser príncipes e meninas princesas".	Jan. 2019	Ministério da Mulher, da Família e dos Direitos Humanos (MMFDH)
Reorientação das campanhas específicas de prevenção às infecções sexualmente transmissíveis — IST/aids —, desconsiderando as especificidades da população de homens *gays* e bissexuais, travestis, mulheres LBT e homens trans. A justificativa do novo ministro é "não ofender as famílias".	Fev. 2019	Ministério da Saúde (MS)

---

26. Mesmo com a permanência da área LGBTI+ em seu ministério, Damares inicia sua gestão afirmando que "meninos vestem azul e meninas vestem rosa" e que "feministas não gostam de homens porque são feias". Em quatro anos, a ministra colecionou ações familistas anti-LGBTI+ e antidireitos, ferindo legislações que asseguram o direito ao aborto, promovendo desinformação e tornando política a estratégia de abstinência sexual como contracepção.

Extinção do Departamento de HIV/Aids, que passou a ser Departamento de Doenças de Condições Crônicas e Infecções Sexualmente Transmissíveis.	Maio 2019	Ministério da Saúde (MS)
Extinção do Conselho Nacional de Combate à Discriminação LGBT (CNCD).	Jun. 2019	Ministério da Mulher, da Família e dos Direitos Humanos (MMFDH)
Ancine **proíbe** o financiamento de filmes com temática LGBTI.	Ago. 2019	Agência Nacional de Cinema (Ancine)
Cancelamento do vestibular com cotas destinadas a pessoas trans na Universidade da Integração Internacional da Lusofonia Afro-Brasileira (Unilab).	Set. 2019	Ministério da Educação (MEC)
Ministro Milton Ribeiro se **pronuncia** sobre suas intenções de mudança acerca da educação sexual nas escolas e atribui "homossexualismo a famílias desajustadas".	Set. 2019	Ministério da Educação (MEC)
Não convocação e não realização da Conferência Nacional de Direitos Humanos LGBT prevista para o final de 2019 pelo Conselho Nacional de Combate à Discriminação (CNCD/LGBT).	Dez. 2019	Ministério da Mulher, da Família e dos Direitos Humanos (MMFDH)
MMFDH lança **campanha** #tudotemseutempo, que estimula a abstinência sexual como método contraceptivo.	Fev. 2020	Ministério da Mulher, da Família e dos Direitos Humanos (MMFDH)
Advocacia-Geral da União (AGU) entra com **pedido de revogação** da decisão do STF que equiparou a discriminação à LGBTI ao racismo.	Out. 2020	Advocacia-Geral da União (AGU)

Fonte: extraído de Irineu e Oliveira (2021).

Ao analisarmos o Quadro 4, ratificamos as observações de Miskolci e Pereira (2019) ao afirmarem que os direitos sexuais e reprodutivos têm se tornado alvos proeminentes dos movimentos anti-igualitários, especialmente no contexto das políticas públicas de educação e saúde. No entanto, é importante notar que esses ataques também visam aprofundar e perpetuar outras formas de desigualdade, como as de classe e as étnico-raciais. Os autores destacam ainda que, no que diz respeito à educação superior pública, os ataques às ações afirmativas, especialmente às cotas, têm sido justificados por acusações de ineficiência administrativa e má gestão. Esse argumento está alinhado com os princípios do ideário neoliberal mencionado anteriormente, os quais muitas vezes são invocados em nome da universalidade, equidade e integralidade nas políticas públicas.

> A gramática moral que une setores da igreja católica, evangélicos neopentecostais e grupos de interesses diversos é a cola de uma verdadeira aliança política anti-igualitária. A recusa religiosa à igualdade entre homens e mulheres em favor de uma suposta complementaridade entre eles soma-se à reafirmação da sexualidade como circunscrita à reprodução, negando cidadania plena a sujeitos não heterossexuais ou fora dos padrões de gênero hegemônicos. Ainda que, historicamente, a Igreja Católica tenha se posicionado contra as medidas econômicas neoliberais, o que a aproximou da esquerda, atualmente a ênfase na moralidade sexual a torna mais próxima dos grupos de direita e viabiliza sua agenda pró-mercado (Miskolci; Pereira, 2019, p. 10).

A fusão do neoconservadorismo com o neoliberalismo, como expresso na nova direita, indica que a democracia, a soberania política que sustenta os Estados modernos, e as políticas sociais estão em risco (Brown, 2006). Em outras palavras, conforme argumentado por Pereira (2020), estão enfrentando um colapso, no qual o poder está sendo expropriado por forças globais supraestatais em prol do capital financeirizado.

Tanto a postura do presidente Bolsonaro durante a pandemia de covid-19 quanto as ações da ministra Damares para impedir o aborto legal em casos de estupro exemplificam estratégias de desdemocratização (Brown, 2015). A compreensão dessa desdemocratização está intimamente ligada ao fato de que o neoliberalismo tem desgastado os pilares da democracia por meio de iniciativas que minam instituições, regras, normas e direitos. Isso resulta, conforme argumentado por Dardot e Laval (2016), em uma mudança implícita nos valores políticos e econômicos, por meio de intervenções que afetam práticas, instituições e hábitos democráticos. Essas táticas, fundamentadas na racionalidade neoliberal, fazem com que a lei e os dispositivos jurídico-legais se tornem veículos para difundir valores e princípios que concebem a cidadania e a democracia sob uma ótica exclusivamente econômica. Isso tem o potencial de minar as organizações populares e a própria ideia de solidariedade que está no cerne da democracia.

Com o retorno de Lula à presidência da república em 2023, a área LGBTI+ se tornou uma Secretaria Nacional, vinculada ao Ministério dos Direitos Humanos e Cidadania (MDHC), subdividida em coordenações de Proteção e Promoção dos Direitos. O Conselho Nacional LGBTI+ se restabeleceu, sendo recomposto por um amplo número de organizações nacionais, em que já se pode observar o crescimento de segmentos e de organizações em relação à década passada. O jurista Silvio de Almeida assumiu o MDHC com um discurso no qual afirmou que "as pessoas LGBTQIA+ importam" para o Ministério. A Secretaria Nacional foi assumida por Symmy Larrat, que já vinha de uma experiência de gestão anterior no governo Dilma e na prefeitura de São Paulo, onde se destacou atuando no Transcidadania, um programa de transferência de renda com enfoque na inclusão de pessoas trans. Durante o primeiro ano de mandato de Lula, a Secretaria garantiu a convocação da próxima conferência nacional para 2025; iniciou um mapeamento de iniciativas de empregabilidade LGBTI+; lançou o Índice de Monitoramento dos Direitos LGBTQIA+, juntamente ao Instituto Matizes, que está em processo de implantação. Embora ainda seja cedo para uma avaliação, a notícia de que se terá, para o ano de 2024, o "maior orçamento para políticas LGBTI+" aponta para um horizonte de reconstrução dessa política nacional.

Tomando por base esse percurso de 20 anos de política[27] nacional LGBTI+ no Brasil, entre tensões, disputas, avanços e retrocessos, é possível contribuir com uma síntese que traga elementos para o redesenho de uma política pública LGBTI+ mais efetiva. Irineu (2019) delimita em sua pesquisa, realizada entre os anos de 2010 e 2016, três indicações: (i) a *primeira* sugestão é de que se deve pensar essa política como uma proposta do Estado e não de um determinado governo, prevendo criação de um fundo público específico e com a descentralização de recursos por meio do pacto federativo, especialmente porque, se não há orçamento, dificilmente regiões fora do eixo Sul-Sudeste promoverão ações comprometidas e contínuas; (ii) a *segunda*

---

27. Para conhecer algumas avaliações de políticas setoriais em conexão com as demandas LGBTI+, sugerimos ler: Duarte e Rocon (2022) sobre saúde integral; Ferreira *et al.* (2019) sobre políticas de encarceramento; Barbosa, Silva e Ribeiro (2018) acerca das políticas de assistência social; Lacerda e Almeida (2021) em relação ao acesso e à permanência na educação superior.

indicação relaciona-se à urgente necessidade de transversalização de gênero nas políticas setoriais, como também da garantia da intersetorialidade nas políticas LGBTI+; (iii) a *terceira* recomendação relaciona-se com a formulação do Sistema Nacional, cuja inspiração teria vindo do Sistema Único de Assistência Social (SUAS) — que possui aparelhos de atendimento distintos (Centro de Referência de Assistência Social e Centro de Referência Especializado de Assistência Social), que dependem da vulnerabilidade da(o) usuária(o) e indistintamente têm um recorte socioeconômico — e do SUS, que se constituiu através da perspectiva de universalidade. Parece incongruente utilizar o parâmetro de uma política universalista para uma política específica, logo, acredita-se ser mais efetivo pensá-la sob aspectos que se centrem na intersetorialidade, transversalidade e interseccionalidade.

Atividades complementares

EXERCÍCIOS E TEXTOS DE APOIO

Objetivo: analisar aspectos envolvendo a história de constituição dos movimentos sociais LGBTI+ no país e a emergência de direitos e políticas públicas para essa população.

Exercício 1

O número 33 da revista *Margem Esquerda*, publicado pela Boitempo Editorial, traz consigo um pôster/linha do tempo que lista momentos importantes da história LGBTI+ no Brasil e no exterior. A pesquisa realizada para elaboração da linha do tempo foi feita em colaboração entre Carlos Motta e Guilherme Altmayer.

Para refletir em grupo

Baixe a linha do tempo[28] e faça uma apresentação comentada dela para sua turma ou no espaço sócio-ocupacional em que você atua. Você pode, ainda, compará-la com outra linha do tempo, publicada pela Conectas Direitos Humanos e que apresenta as conquistas de direitos LGBTI+ no Brasil ao longo do tempo:

---

28. Disponível em: https://www.boitempoeditorial.com.br/produto/margem-esquerda-33-902. Acesso em: 6 fev. 2024.

As conquistas LGBTI+ no Brasil ao longo dos anos

1990 — OMS retira a homossexualidade do rol de doenças.

2008 — SUS passa a oferecer cirurgia de redesignação sexual para pessoas trans.

2010 — SUS garante o uso do nome social no sistema público de saúde.

2011 — STF reconhece a união estável entre pessoas do mesmo sexo.

2013 — CNJ legaliza o casamento homoafetivo no Brasil.

2014 — É permitida a aplicação da Lei Maria da Penha às situações de violência doméstica e familiar sofridas por transexuais femininas e travestis.

2018 — STF decide que pessoas trans têm o direito de alteração do nome e sexo no registro civil, sem que se submetam a cirurgias ou tratamentos invasivos.

2018 — OMS exclui transexualidade da lista de doenças e distúrbios mentais.

2019 — Confirmando a resolução do Conselho de Psicologia, STF proíbe que psicólogos ofereçam terapias de reversão sexual, a chamada "cura *gay*".

2019 — STF criminaliza a homofobia e a transfobia.

2020 — Homens *gays*, bissexuais e mulheres trans podem doar sangue, seguindo as mesmas orientações para a população geral.

Fonte: Conectas Direitos Humanos. Disponível em: www.conectas.org/noticias/direitos-lgbti-os-avancos-e-as-dificuldades-na-luta-por-cidadania. Acesso em: 6 fev. 2024.

Exercício 2

Leia a obra *Devassos no paraíso: a homossexualidade no Brasil, da colônia à atualidade*, de João Silvério Trevisan, e assista ao documentário *Lampião da esquina* (2016, direção de Lívia Perez e Noel Carvalho, 82 min).

Para refletir em grupo

Em seguida, debata em grupo sobre as questões de gênero e sexualidade para a esquerda política na história do Brasil. Após, procure identificar notícias ou reportagens contemporâneas que tematizaram elementos sobre a diversidade sexual e de gênero em quatro espaços: (i) em movimentos estudantis; (ii) em entidades sindicais; (iii) no conjunto CFESS/CRESS; (iv) no Movimento dos Trabalhadores Rurais sem Terra (MST). Depois, elabore um texto curto (de uma a duas laudas), analisando o que refletiu e considerando as mudanças históricas que esses espaços vêm experimentando ao longo do tempo no que diz respeito à diversidade sexual e de gênero.

Exercício 3

Sabemos que a diversidade sexual e de gênero não é uma expressão contemporânea, mas ao mesmo tempo é válido assumirmos que as últimas décadas possibilitaram uma abertura maior para a visibilidade pública de pessoas LGBTI+, seja pelo fortalecimento da discussão que toma forma em filmes, programas de televisão e reportagens de jornal, fazendo com que o conhecimento sobre o tema seja mais difundido; seja pela inserção de pessoas LGBTI+ na política e nos espaços de tomada de decisão; seja pelas mudanças que a sociedade tem passado desde o início do milênio.

Para refletir em grupo

Tendo isso tudo em consideração, procure responder às seguintes questões: (i) qual a diferença entre identidade e identitarismo? (ii) Qual a relevância da representatividade LGBTI+, e como você acha que ela contribui para as mudanças sociais e para abertura de novos paradigmas e valores?

Exercício 4

Procure pelo conto "Dama da noite", da obra *Os dragões não conhecem o paraíso* (São Paulo: Companhia das Letras, 1988), de Caio Fernando Abreu. Além do livro, o texto foi adaptado para o teatro, em um monólogo intitulado *Uma flor de dama*, criado e estrelado pelo ator Silvero Pereira (disponível na íntegra no YouTube: https://www.youtube.com/watch?v=Ehvyi-h2o5s). Nele, podemos observar elementos do exercício da sexualidade e o medo do HIV do momento histórico em que Caio viveu. Caio Fernando Abreu morreu pouco mais de dois anos depois de descobrir que estava com o vírus HIV; outros artistas também morreram de doenças relacionadas ao vírus, como o ator Lauro Corona e os cantores Renato Russo e Cazuza.

Para refletir em grupo

Pensando no texto anterior e no impacto do HIV para o movimento LGBTI+, busque notícias, reportagens de jornal e televisão, matérias de revistas e outras fontes que informaram sobre a aids naquele período. A partir das leituras, elabore um texto crítico, refletindo sobre o moralismo e o conservadorismo presentes na divulgação midiática sobre a doença nas décadas de 1980 e 1990 na relação com a homossexualidade.

Dicas culturais

VÍDEO

O que é identitarismo?
Vídeo. Sexuality Policy Watch (SPW), 2023. (1 min).

"Identitarismo" é um dos termos abordados na publicação *Termos ambíguos do debate político atual: pequeno dicionário que você não sabia que existia* (disponível em: https://sxpolitics.org/pequenodicionario/). Disponível em: https://www.youtube.com/watch?v=_Z8ARk_zXIU. Acesso em: 22 out. 2024.

DOCUMENTÁRIOS

No avesso da noite de Palmas
Documentário. Direção de Bruna Andrade Irineu, 2017. (27min44s).

No início dos anos 2000, Palmas vê surgir a primeira boate destinada ao segmento LGBTI+. Em meio ao cenário conservador tocantinense, nasce a Dama de Paus. Os depoimentos de seis pessoas nos contam que mais do que um espaço de consumo, era ali o lugar de acolhimento e resistência, que impulsionou uma noite ao avesso da norma. Após seu fechamento, outros espaços abriram, mas poucos com a mesma potência de se poder ser real.

Disponível em: https://www.youtube.com/watch?v=r634OOB4PkI. Acesso em: 22 out. 2024.

Janaína Dutra: uma dama de ferro
Documentário. Direção de Vagner de Almeida, 2011. (50min30s).

Em fevereiro de 2004, falecia em Fortaleza, aos 43 anos de idade, a advogada Janaína Dutra Sampaio. O movimento brasileiro da diversidade sexual perdia uma de suas ativistas mais importantes, instalando-se um grande vazio. Entre as muitas atividades em que esteve envolvida ao longo de sua vida, Janaína colaborou com o Ministério da Saúde na elaboração da primeira campanha de prevenção do HIV/aids entre travestis. Este filme conta a história de vida e da luta política de Janaína Dutra.

Disponível em: https://www.youtube.com/watch?v=ozB7Sddli98. Acesso em: 22 out. 2024.

Ferro's Bar
Documentário. Direção de Aline Assis, Fernanda Elias, Nayla Guerra e Rita Quadros, 2022. (3h19min).

A partir de relatos de lésbicas frequentadoras do Ferro's Bar, aborda-se um episódio central para a formação do movimento lésbico brasileiro no começo dos anos 1980: o "Levante do Ferro's Bar". O filme mostra como as lésbicas deixam de ser encontráveis apenas à noite, no interior de apartamentos, e se tornam sujeitos políticos que se erguem contra a censura a um dos maiores periódicos lésbicos da época: o *Chana com Chana*.

Disponível em: https://www.youtube.com/watch?v=6aVb6RBxhg0. Acesso em: 22 out. 2024.

Meu tempo não parou
Documentário. Direção de Silvio Barbizan e Jair Giacomini, 2008. (3h12min).

Mostra as conquistas, as dores e os enfrentamentos de sete personagens ao longo de três décadas. Em comum, o tema da diversidade sexual e de gênero, e a coragem de contar a história na primeira pessoa. Esse é um documentário sobre o comportamento e a cena *gay* em Porto Alegre nas décadas de 1970, 1980 e 1990. Um ator, dois empresários, um ex-ativista, duas travestis e uma mulher narram como era e como enfrentaram o preconceito, onde dançavam, as estratégias de "pegação" e como tudo mudou com a chegada do HIV.

Disponível em: https://www.youtube.com/@nuances-grupopelalivreexpr220. Acesso em: 22 out. 2024.

Capítulo 4
A direção ético-política do Serviço Social

Entende-se que a desigualdade social, da maneira como ela está estruturada, e, como expressão da questão social, é, para o neoliberalismo, não só um valor positivo, mas também indispensável (Houtart; Polet, 2002). As expressões de violência, discriminação, estigma e preconceito, enquanto aspectos concernentes e essenciais à desigualdade social e à manutenção do *status quo*, muito embora sejam realidades com as quais os sujeitos individuais e coletivos se deparem no cenário contemporâneo, são também frutos de contextos históricos originários, em sua base, das relações sociais entre as pessoas.

Assim, de acordo com a análise da construção da desigualdade social, segundo Tonet (2007, p. 2), ela já não poderia mais ser explicada como consequência da "escassez de conhecimentos, de recursos, de tecnologia ou de bens", mas vista como natural a um modo de sociabilidade inscrito na sociedade capitalista e de responsabilidade das relações sociais provenientes dessa conjuntura. Nesse sentido, corrobora-se o autor no que diz respeito à decadência que assume esse tipo de sociabilidade no seio da sociedade capitalista, já que:

> [...] para manter-se em funcionamento, precisa impedir, de maneira cada vez mais aberta e brutal, o acesso da maior parte da humanidade à riqueza social.

Em vez de impulsionar a humanidade toda no sentido de uma elevação, cada vez mais ampla e profunda, do seu padrão de ser (ontológica e não apenas material e empiricamente entendido), o que se vê é uma intensa e crescente degradação da vida humana (Tonet, 2007, p. 2).

Uma sociedade que já teria alcançado possibilidades de satisfazer as necessidades de todo conjunto societário — e aqui se amplia o sentido da análise, questionando não apenas a produção de riqueza, como também de direitos, no que concerne aos seus aspectos mais subjacentes[1] — só não o faz porque lhe interessa manter em sua base a desigualdade de classes e grupos, privilegiando somente uma pequena parcela populacional detentora do poder e coerente aos regimes de exploração/opressão. Tal decadência, segundo o autor, não pode ser pensada apenas no campo da produção e do acesso à riqueza material, como também:

> [...] na degradação do conjunto da vida humana, na crescente mercantilização de todos os aspectos da realidade social; na transformação das pessoas em meros objetos, e mais ainda, descartáveis; no individualismo exacerbado; no apequenamento da vida cotidiana, reduzida a uma luta inglória pela sobrevivência; no rebaixamento do horizonte da humanidade que leva a aceitar, com bovina resignação, a exploração do homem pelo homem sob a forma capitalista (Tonet, 2007, p. 4-5).

Considera-se pensar, nessa ótica, que as formas de violência e de violação de direitos — cuja base é a orientação sexual ou a identidade de gênero dissidentes — mobilizam sentimentos e atitudes arbitrários ou omissivos, historicamente mantidos para apoiar a desigualdade e o lugar a que estão destinados esses sujeitos, conformando, assim, poderes para alguns em detrimento de outros, cuja conservação interessa ao sistema capitalista. Para Agnes Heller (2000, p. 54), "os preconceitos servem para consolidar e manter a estabilidade e a coesão da integração dada". Eles se apresentam necessários,

---

1. Referência aos aspectos não só materiais dos direitos (como a existência de determinados direitos positivados ou a busca e a ampliação de direitos ainda não alcançados), mas também no que diz respeito aos significados sociais produzidos em torno da ideia de defesa desses direitos.

na medida em que as relações sociais e a sociabilidade se constroem na esfera cotidiana sob a égide do capital, ostentando o sentido pragmático e descartável dos sujeitos, produzindo e reproduzindo pensamentos e comportamentos cotidianos (Mesquita; Ramos; Santos, 2002).

Quando se reproduzem preconceitos, corrobora-se para a manutenção ideológica e moral da estabilidade e coesão da sociedade capitalista, "reforçando, independente da consciência que os sujeitos têm de sua ação preconceituosa, a manutenção da hegemonia de um projeto político opressor e explorador" (Mesquita; Ramos; Santos, 2002, p. 141).

> Existem várias expressões dos preconceitos, dentre as quais as mais frequentes são: a não universalização dos valores morais, a intolerância e a indiferença. A primeira se caracteriza pelo respeito apenas às pessoas que gosto, que pertencem à minha família ou ao meu grupo [...]. Outra tradução do preconceito é a intolerância que se dissemina na não aceitação da diferença e na tentativa de censurá-la ou disseminá-la. Por fim, temos também a indiferença que se expressa na ignorância e na falta de solidariedade aos que não pertencem ao meu grupo (Mesquita; Ramos; Santos, 2002, p. 140).

Nesse sentido, vale a pena recuperar a noção de que uma das características do neoliberalismo é a presunção de que "as pessoas, as famílias e as comunidades devem responsabilizar-se pelos seus problemas sociais [sic], tanto pelas causas como pelas soluções" (Soares, 2003, p. 11). A violência experienciada por pessoas LGBTI+, nesta lógica, nada mais é do que um fenômeno cuja responsabilidade seria dos próprios sujeitos que a sofrem, já que há no senso comum uma ideia de escolha racional relacionada ao exercício da sexualidade e do gênero ou, no mínimo, de sua expressão — retomando um elemento que está no início desta obra, é o espelhamento da ideia de que esse exercício deveria ficar *entre quatro paredes* e não ser manifestado publicamente.

Essa ideia tem sido reproduzida também por sujeitos do campo progressista — como vimos, foi amplamente anunciada no contexto de emergência do movimento homossexual brasileiro por ativistas socialistas — como evidência do distanciamento que a questão da sexualidade e do gênero assume, até mesmo, de algumas áreas das ciências humanas e sociais que não estão livres de se enquadrar na ideologia do projeto societário vigente, ainda que abdicando de ajuizamentos morais. Sobre isso, Barroco nos ensina que:

> A questão da responsabilidade é, pois, central na ação ética, uma vez que ela dá sentido à sociabilidade e à liberdade inerente às escolhas. [...] Em nossa sociedade, nem todas as escolhas deveriam ser julgadas moralmente; muitas se referem a opções pessoais cujo resultado não está impedindo a manifestação das capacidades humanas. São escolhas, como, por exemplo, a orientação sexual, o modo de se vestir ou de se comportar, ou seja, questões que só são tidas como morais pela presença do preconceito, típico do moralismo (Barroco, 2006, p. 8).

Mesmo que o sujeito não possua todas as liberdades, ele estaria optando conscientemente por uma das que dispõe. O que significa que a orientação sexual e a identidade de gênero de uma pessoa não estão no campo das escolhas, a não ser no sentido político de manifestação/expressão pública desse gênero e dessa sexualidade que, sim, é uma decisão. Assim, é uma opção (mediada por condições objetivas de vida que permitem mais ou menos com que essa opção possa *não ser feita*, ou seja, para muitas pessoas, ela é simplesmente fundamental) expressar-se publicamente como LGBTI+, tarefa que se mostra árdua, mas que muitas vezes é utilizada por pessoas que não podem, não conseguem ou não querem se sujeitar a preconceitos, como corrobora Trevisan ao dizer:

> Assim, não creio que 99% das pessoas que se sentem como homossexuais poderiam dizer que fizeram uma opção. [...] Eventualmente, elas tiveram sim que assumir sua homossexualidade no nível social, mas o rumo para onde apontava o seu desejo — alguém do mesmo sexo — já estava forçando essa escolha. Ou seja, tais pessoas fazem opção de ser socialmente homossexuais, não de desejarem socialmente (Trevisan, 1986, p. 34).

Iniciar este capítulo pensando os temas da liberdade, da ética e da moral faz parte de um esforço em conectar a questão da sexualidade e do gênero ao projeto ético e político do Serviço Social, entendendo que a profissão está inserida na divisão social e técnica do trabalho e, por esse motivo, alimenta-se do mesmo *caldo cultural* que incide sobre todo o conjunto da sociedade. Trocando em miúdos, mesmo que a profissão tome posições éticas e políticas em defesa de certos valores, via de regra, diferentes dos valores hegemônicos de uma sociedade capitalista, o ingresso de elementos moralizadores sobre gênero e sexualidade no conteúdo do fazer profissional e no pensamento cotidiano de assistentes sociais é algo esperado. De fato, esse pensamento conservador precisa ser combatido, justamente por entendermos que esse tema mobiliza sentimentos conservadores mesmo em campos mais progressistas da sociedade. E que caldo cultural é esse ou, em outras palavras, o que constitui o momento ético que estamos vivendo?

Desde o último governo nacional de extrema-direita que tivemos, ficou evidente que o pensamento conservador foi amplamente fortalecido, alimentado pelo discurso de representantes políticos a partir de diferentes crises que temos experimentado. Por exemplo, o clamor à prisão e à morte foi engrossado nos últimos tempos e aparece, para o conjunto da sociedade, por meio da noção de que a "lei está sendo cumprida" e as "pessoas de bem" estão sendo mantidas seguras, fazendo, assim, com que se produza uma falsa noção de proteção/segurança defendida por representantes políticos autoritários, os quais se fortalecem justamente com a insegurança, já que o medo da violência provoca o apoio e a obediência ao autoritarismo e à coerção, em um cenário de crise de legitimidade das instituições democráticas — como revelou estudo do Fórum Brasileiro de Segurança Pública (Lima; Bueno, 2017).

Particularmente na América do Sul, que viveu um processo ainda recente de democratização materializado na passagem de sistemas políticos autoritários para aqueles democraticamente eleitos (Azevedo, 2005), o conservadorismo aparece como uma "nova guinada à direita", mesmo diante da ascensão, em alguns países, de partidos vinculados à tradição de esquerda. Vimos que os países latino-americanos que experimentaram períodos de ditadura não acompanharam sua transição efetiva para sociedades democráticas. Isso porque não houve uma reformulação das instituições e do modo como se relacionam as figuras políticas com o povo. A polícia manteve a matança aos pobres como padrão, o autoritarismo de quem detém cargos políticos triunfou sobre os interesses do "eleitorado", a "nova classe média" integrada pelo consumo se identifica mais com os que estão acima dela e as últimas décadas demonstram um supercrescimento da população carcerária, especialmente no Brasil.

É tempo de incoerência política; tempos globais de ofensiva contracivilizatória, marcada por leis de proibição à propaganda homossexual na Rússia (2022); por relatos de repressão a homossexuais e de agressão a jornalistas que buscam evidenciar crimes contra essa população na Chechênia (2023); por manifestações contra a lei de cirurgia genital para pessoas trans instituída na Grécia (2017); pela investida neonazista presente na marcha polonesa que pediu um "holocausto islâmico" (2017) e nas suásticas pintadas em túmulos judeus, na Alemanha (2023); pelo conflito entre Israel e Palestina marcado por semanas em que faltaram sacos suficientes em Gaza para envelopar os mortos da guerra (em dado momento, foram 11 mortos por hora e mais de um milhão de pessoas tiveram que abandonar suas casas) (2024); pela invasão russa na Ucrânia iniciada em 2014 e que alcança quase 200 mil mortos (2024); pelas manifestações em Charlottesville, nos Estados Unidos (2017); pelas novas limitações que estão sendo elaboradas para impedir a adoção de crianças por casais homossexuais na Itália (2023); pelo debate parlamentar que prevê pena de morte para homossexuais no Iraque e prisão perpétua em Uganda (2023).

No Brasil, o quadro histórico vivido tem demonstrado que o tipo de conservadorismo moral e político exercido na contemporaneidade aparece na forma de enunciados que protestam pelo "novo" e pela "mudança". Por meio do desejo de democracia e de narrativas de clamor à nação, o pensamento conservador se alastra nas diversas arenas da agenda política brasileira. Maria Lucia Barroco (2009), todavia, sinaliza que o debate sobre a família e, consequentemente, sobre as questões de gênero e sexualidade, por intermédio do que ficou conhecido como pânico moral, *figura como principal objeto de ataque, de investimento e de injunção do pensamento conservador contemporâneo.*[2] Trata-se de apelos morais ao bem comum por meio de abstrações

---

2. "Em função da grande carga afetiva mobilizada na opção conservadora, ela exige e pressupõe a repressão da sexualidade, como já analisou brilhantemente Wilhelm Reich. Por isso o fascista e o conservador são um moralista. O moralismo e suas manifestações associadas, como a intransigente

contidas, por exemplo, em projetos de estatuto da família, nas propostas de legalização das terapias de conversão sexual, na proibição do aborto legal, no estatuto do nascituro e até mesmo em propostas que procuram instituir o orgulho heterossexual e criminalizar a "heterofobia".[3]

> A família é um dos alicerces morais do conservadorismo e sua função é a de manutenção da propriedade. A mulher exerce o papel de agente socializador responsável pela educação moral dos filhos; por isso, essa perspectiva é radicalmente contrária aos movimentos femininos, entendendo-os como elemento de desintegração familiar. A moral adquire, no conservadorismo, um sentido moralizador [...]. É assim que se apresentam sob diferentes enfoques e tendências, objetivando a restauração da ordem e da autoridade, do papel da família, dos valores morais e dos costumes tradicionais (Barroco, 2009, p. 174-175).

Embora sejamos capazes de diferenciar os vários posicionamentos conservadores entre aqueles mais ou menos de direita, podendo ser, até certo sentido, democráticos e ingenuamente interessados na ideia de "bem comum", e aqueles muito de direita, reacionários e regressivos, todo tipo de conservadorismo, fundamentalmente, busca atacar os movimentos que reivindicam direitos em termos de gênero, pois esses movimentos evidenciam a histórica manutenção das estruturas continuamente androcêntricas e machistas nas instituições e nas relações mais cotidianas. Aliás, o projeto conservador não teria força se não refletisse justamente parte do senso comum (caracterizado pela sua heterogeneidade e contradição interna), isto é, se o conservadorismo não estivesse também contido em parcela de visões sociais

---

defesa da família, por exemplo, são um elemento constante no discurso conservador, mas aqui também é necessária a alteridade, um outro que ameace a ordem e a harmonia do padrão moral, daí que não nos espanta que o discurso conservador associe o nacionalismo, a irracionalidade, o moralismo com a homofobia" (Iasi, 2015, n. p.).

3. Na ordem em que são citados: Projeto de Lei (PL) n. 6.583/2013, que define a entidade familiar como um "núcleo social formado a partir da união entre um homem e uma mulher" e proíbe a adoção por casais homossexuais; PL n. 5.069/2013, que modifica à Lei de Atendimento às Vítimas de Violência Sexual (Lei n. 12.845/2013); PL n. 478/07, que proíbe o aborto mesmo em caso de estupro e transforma o aborto ilegal em crime hediondo; PL n. 1.672/11, que institui o Dia do Orgulho Heterossexual; e o PL n. 7.382/10, que pune com prisão a "heterofobia" e prevê pena de reclusão de um a três anos para casos de discriminação contra heterossexuais.

de mundo (Löwy, 1994) do conjunto da sociedade; entre aquelas pessoas que, por exemplo, ao sofrerem com a violência urbana, clamam pela pena de morte; que, ao se depararem com a diversidade, pedem pela uniformidade; que, ao perderem empregos, culpam quem migra de países estrangeiros; e assim por diante. São todas manifestações de uma disputa de valores (de direitos) humanos e de um pensamento comum, aquele que é buscado para explicar, de forma mais imediata e rudimentar possível, as situações complexas que não são facilmente compreendidas (Ferreira, 2018).

Nessa disputa por valores, ingressam também os valores da nossa profissão, e, aqui, nos interessa, particularmente, pensá-los na articulação com gênero e sexualidade sob três aspectos: (i) o da nossa defesa ética e política de que outra sociedade é possível, livre do heterocisterrorismo e de todas as formas de exploração e de opressão, disputando valores progressistas na contramão de "direitos humanos para humanos direitos" e na defesa da liberdade como valor ético central; (ii) o da perspectiva política em que gênero é um produto social, fruto da atividade dos seres humanos no processo de produção e reprodução da sociedade, ingressando numa disputa com outras explicações (ora psicologizantes, ora biologicistas); e o da intervenção sensível e não moralizadora, nem punitiva, nem controladora, com recurso à competência sociopedagógica que trabalha na contribuição de construções críticas de consciências sobre a vida que levamos, sobre os direitos, sobre o acesso aos serviços. A respeito deste último aspecto, ingressam desafios éticos que dizem respeito ao combate de uma intervenção, com o objetivo de adaptação ou coesão; pragmatista; romântica/idealista; policialesca/prescritiva; fragmentada e com ênfase em ações individualizadoras; conservadora/cartesiana; e sustentada em valores religiosos ou moralistas.

Tudo isso quer dizer que nossa profissão tem uma orientação política e ética que caminha tendo como horizonte a luta por outra sociedade possível, a sociedade que queremos — que, nesse caso, não é a sociedade que temos. Lutamos, assim, pelos direitos humanos de todas as pessoas, e, nesse aspecto, é importante refletir que isso se refere mesmo àquelas pessoas que talvez acreditemos, no nosso íntimo, não "merecerem" defesa — pois não se trata de uma questão de merecimento, mas sim de direitos.

Para algumas pessoas, isso poderia ser resolvido com uma separação do sujeito: o que penso na minha vida pessoal *versus* a forma como intervenho no meu fazer como assistente social. É certo que não há espaço para uma intervenção profissional sexista ou heteronormativa, mas é preciso que nos perguntemos se essa separação é possível, e se o caminho não é, ao contrário, buscar superar nossos moralismos e preconceitos. Também se torna importante repensarmos como tratamos o tema/conceito da família, o que pensamos sobre modos de vida diversos dos nossos, quais são nossos compromissos, atribuições, competências, deveres, e, também, aquilo que nos é vedado profissionalmente.

4.1 A formação profissional e a defesa do projeto ético-político

O debate sobre o projeto ético-político profissional do Serviço Social adquire uma relevância ainda maior à medida que avançamos na articulação entre trabalho e formação profissional, juntamente às lutas dos diversos segmentos sociais que compõem a classe trabalhadora. Essas lutas se manifestam de maneiras diversas e representam expressões da questão social, que é o objeto central da prática profissional do Serviço Social. De fato, foi por meio dessas lutas que se desenvolveu o próprio processo formativo do Serviço Social, permitindo a criação de um projeto profissional que abrange as dimensões ético-política, teórico-metodológica e técnico-operativa. Esse projeto ético-político do Serviço Social se estabeleceu como um compromisso inegociável com a classe trabalhadora, reconhecendo também as diferentes frações dessa classe, que são marcadas pelo sexismo, pelo cis-heteroterrorismo e pelo racismo, elementos que permearam e continuam a influenciar a formação social brasileira.

A Associação Brasileira de Ensino e Pesquisa em Serviço Social (ABEPSS), como uma organização política e acadêmica que reúne pesquisadoras e pesquisadores da área de Serviço Social, assumiu desde 1996 um compromisso com objetivos que pretendem fortalecer a formação profissional. Entre essas iniciativas, destacam-se o fortalecimento da indissociabilidade entre ensino, pesquisa e extensão na formação profissional; a promoção da articulação entre graduação e pós-graduação; o fortalecimento da natureza científica da entidade; e o compromisso com a ampliação da organicidade da pesquisa.

A ABEPSS possui papel determinante no debate da formação em Serviço Social. As novas Diretrizes Gerais e a aprovação da nova Proposta Nacional de Currículo Mínimo para os cursos de Serviço Social em 1997 surgiram em consonância com a aprovação da Lei de Diretrizes e Bases da Educação Nacional (LDB) de 1996. Os núcleos de fundamentação, conforme foi estabelecido pela Resolução n. 15 de 2002, têm o trabalho como centro das relações sociais e a questão social como eixo central da profissão.

Cabe frisar que o projeto de formação profissional do Serviço Social, expresso nas Diretrizes Curriculares Nacionais da ABEPSS, elaboradas em 1996, prevê um conjunto de disciplinas dividido em três núcleos de fundamentação: (i) fundamentos teórico-metodológicos da vida social; (ii) fundamentos da formação sócio-histórica da sociedade brasileira; (iii) fundamentos do trabalho profissional. O primeiro se conecta a conhecimentos relacionados à totalidade histórica do ser social, a dimensões culturais, ético-políticas e ideológicas dos processos sociais em movimento. O segundo, à constituição econômica, social, política e cultural da sociedade brasileira, a seus padrões de produção e reprodução, à sua estrutura etc. O terceiro considera o Serviço Social como especialização do trabalho em suas dimensões ético-política, teórico-metodológica e técnico-operativa. Esses núcleos integram o tripé ensino, pesquisa e extensão, representando uma articulação crucial para a promoção de uma formação crítica, generalista e histórica, que consolida o projeto de formação profissional do Serviço Social brasileiro (Guerra, 2005).

> Nesses termos, compreendemos que a unidade articulada dos núcleos de fundamentação das diretrizes curriculares que contêm um conjunto de conhecimentos indissociáveis, uma totalidade de conhecimentos, expressa os *fundamentos da profissão*. Cujos conteúdos, ao serem tratados a partir dos seus níveis distintos de abstração, subsidiam e devem balizar a formação profissional e no cotidiano do trabalho ser acionados para leitura da realidade. A fragmentação, hierarquização e/ou negação da unidade articulada dos três núcleos como fundamentos do serviço social — que permite desvendar as demandas institucionais e enfrentar o machismo e a LGBTfobia — na formação

e no trabalho, impacta na possibilidade de construir respostas profissionais mediadas pelo projeto ético político. Já que a unidade articulada entre os três núcleos de fundamentação expressa a totalidade da perspectiva teórica que fundamenta nosso projeto de profissão (Nogueira; Horst, 2023, p. 296, grifos dos autores).

Esse compromisso culminou posteriormente, no ano de 2010, na criação dos Grupos Temáticos de Pesquisa (GTPs), que representam uma importante estratégia para a promoção e o desenvolvimento da pesquisa na área de Serviço Social. Esses grupos permitem a articulação e o debate entre pesquisadoras e pesquisadores interessados em temáticas específicas, contribuindo, assim, para o avanço do conhecimento científico e para a formação de profissionais qualificados e engajados com as demandas sociais. É no bojo das discussões de um desses grupos, o GTP "Serviço Social, Relações de Exploração/Opressão de Gênero, Feminismos, Raça/Etnia e Sexualidades", que começam a tomar forma propostas mais ousadas de articular e fortalecer a produção de conhecimento sobre diversidade sexual e de gênero na área.

No contexto das mudanças ocasionadas pelas transformações societárias das últimas décadas, cabe dizer que a questão da diversidade sexual e de gênero tem se apresentado como uma temática profícua nos meios acadêmicos de várias áreas de conhecimento, surgindo como expressão histórica que, na contemporaneidade, necessita ser pensada e analisada. A dissidência sexual e de gênero está presente nas sociedades mais antigas, em práticas não heterossexuais e expressões de gênero, por exemplo, naturalizadas no seio de sociedades gregas, orientais e no território brasileiro antes mesmo de sua colonização.

No entanto, algumas áreas de conhecimento, como o Serviço Social, não se ocuparam da questão de gênero e sexualidade na gênese da profissão e no decorrer de sua história mais antiga, tomando-a como tema apenas mais recentemente. Os Projetos Pedagógicos de Curso (PPC) de Serviço Social, fundamentados nas novas Diretrizes Curriculares de 1996, têm o papel crucial de fortalecer a capacidade dos estudantes de compreender criticamente a realidade e de desenvolver estratégias e ações que possam transformá-la. Isso requer uma articulação intrínseca entre teoria e prática, capacitando os alunos a superar a imediaticidade, bem como a atuar de forma reflexiva e contextualizada. Essa abordagem visa não apenas fornecer conhecimentos técnicos, mas também desenvolver habilidades analíticas e críticas, essenciais para a atuação profissional comprometida com a promoção da justiça social e da transformação das condições de vida das pessoas e das comunidades atendidas.

Disso decorre o entendimento de que a população LGBTI+ suscita demandas novas à profissão, porque é novo o comprometimento que parece emergir da profissão com esses sujeitos, como bem afirma Marcelino:

> O Serviço Social enquanto profissão traz no seu projeto ético-político o comprometimento com as transformações sociais e suas novas demandas. Essa discussão do projeto ganha corpo na metade dos anos 90 do século XX. Sua vinculação se dá pela própria exigência que a dimensão política da intervenção profissional impõe [...]. Os interesses de determinados grupos sociais discriminados e oprimidos são também interesses dos assistentes sociais, pois [...] o agravamento da questão social é uma preocupação constante (Marcelino, 2010, p. 2).

É sabido que o projeto ético-político tem em seu escopo o compromisso em reconhecer a liberdade como valor ético central, disposto a lutar por uma ordem social em que não haja mais opressões ou explorações. Em relação ao gênero e à sexualidade, o Serviço Social reconhecerá que todas as pessoas devem possuir a liberdade de expressão da sua orientação sexual e da sua identidade de gênero. E é na contemporaneidade que esse comprometimento é assumido mais fortemente, à medida que a diversidade ganha maior visibilidade, já que, em outras épocas:

> quando a homossexualidade era velada e punida, essas questões, embora presentes no âmbito do Serviço Social, não a confrontavam pelo fato de a sexualidade não ser um assunto [tão notadamente] público [e, portanto] as necessidades e direitos básicos a ele relacionados se tornavam opacos (Marcelino, 2010, p. 2).

Assim, por exemplo, a questão da violação dos direitos — como a discriminação em estabelecimentos públicos ou comerciais; a impossibilidade da convivência familiar e comunitária; a união pelo casamento; e as implicações jurídicas disso — vai se expressar de forma mais contemporânea, para a sociedade e para profissão, a partir da análise sobre a cidadania e a democracia. Nesse aspecto, colocam-se também as assistentes sociais no tensionamento entre duas forças antagônicas, de defesa de direitos ou de repressão da diversidade, movidas, como já vimos, "por interesses sociais distintos, aos quais não é possível abstrair ou deles fugir porque tecem a vida em sociedade" (Marcelino, 2010, p. 4).

Dessa forma, o Serviço Social se distingue como uma profissão que tem construído sua história de forma coletiva, em parceria com entidades representativas, como o Conselho Federal de Serviço Social (CFESS), os Conselhos Regionais de Serviço Social (CRESS), a Associação Brasileira de Ensino e Pesquisa em Serviço Social (ABEPSS) e a Executiva Nacional de Estudantes de Serviço Social (Enesso). Essas entidades têm se posicionado de maneira firme e uníssona contra todas as formas de opressão, incluindo misoginia, LGBTIfobia, racismo, etnocentrismo e outros modos de discriminação. O Serviço Social destaca-se como uma profissão que se engaja diariamente na luta em favor da classe trabalhadora, sendo isso um de seus princípios.

A intervenção profissional do Serviço Social deve se ancorar no Código de Ética Profissional, cuja edição de 1993 estabelece um compromisso pela "eliminação de todas as formas de preconceito, incentivando o respeito à diversidade, à participação de grupos socialmente discriminados e à discussão das diferenças" (Brasil, 2012, n. p.); e no exercício profissional sem discriminar nem ser discriminado por questões de orientação sexual e gênero. É valioso entendermos o salto qualitativo que o Código de 1993 oferece, em comparação aos anteriores, em relação às questões de gênero e sexualidade, já que é o primeiro a oferecer elementos sobre essas questões nos seus princípios fundamentais.

O primeiro Código de Ética, de 1965, por exemplo, além de não mencionar gênero e sexualidade, evidencia a filosofia neotomista característica da profissão daquele momento, indicando a natureza *inteligente e livre da pessoa humana* e sua condição autodeterminada. A família aparece como grupo natural para o desenvolvimento da pessoa e base da sociedade, devendo ser zelada pela profissão, cuja intervenção precisa ser imparcial e fundada em *consciência reta*. Já o Código de Ética Profissional de 1975, absorvendo novos conteúdos tecnicistas e positivistas da profissão, inicia dando ênfase à organização profissional em termos dos seus conhecimentos técnico-científicos e de suas aplicações práticas, chegando a mencionar como legítimos a ação disciplinadora do Estado, o incentivo ao progresso e as *exigências do dever*. O zelo profissional sobre a família se mantém, mas diferentemente do primeiro, ela figura agora como portadora de direitos que devem ser priorizados para sua *estabilidade e integridade*. Por fim, o Código de 1986, embora não mencione nada no que diz respeito ao gênero e à sexualidade, é o primeiro a aludir a uma perspectiva histórica e crítica e de defesa da classe trabalhadora. A noção de sujeitos sociais substitui aquela de clientela, o engajamento em movimentos populares e órgãos representativos da classe trabalhadora é mencionado, bem como as saídas profissionais apontam mais para lutas coletivas.

Além do seguimento fundamental do Código de 1993, há também a Resolução do Conselho Federal de Serviço Social (CFESS) n. 489/2006 que veta, a partir do Código de Ética Profissional e de uma campanha nacional pela livre orientação e expressão sexual,[4] qualquer conduta discriminatória ou preconceituosa, no exercício profissional, por questões de orientação e expressão sexual, reconhecendo a sexualidade como dimensão da constituição dos seres humanos, e afirmando a "necessidade de contribuir para a reflexão e o debate ético sobre o sentido da liberdade e a necessidade

---

4. Acerca da campanha "O amor fala todas as línguas: assistente social na luta contra o preconceito", de 2006, vale destacar o engajamento imprescindível da assistente social Marylucia Mesquita, que atuou fortemente no CFESS para os temas de diversidade sexual se consolidarem na agenda de lutas do conjunto. Outras campanhas ao longo do tempo foram sendo realizadas, como a denominada "Nem rótulos, nem preconceito. Quero respeito", que defende o uso do nome social e a livre expressão da identidade de gênero (2014); e a denominada "Nós, mulheres, assistentes sociais de luta" (2023), que visibilizou a trajetória de mulheres trans e travestis na profissão. Além das campanhas, o conjunto CFESS/CRESS vem, ao longo dos anos, participando de atividades organizadas pelas entidades representativas do movimento LGBTI+, como as paradas do orgulho e marchas diversas, além de ter garantido assento em diferentes gestões do Conselho Nacional dos Direitos das Pessoas LGBTQIA+, anteriormente denominado Conselho Nacional de Combate à Discriminação e Promoção dos Direitos de Lésbicas, *Gays*, Bissexuais, Travestis e Transexuais (CNCD/LGBT). Por fim, também divulga uma série de materiais e publicações sobre o tema, entre eles um livro que reúne o conteúdo das palestras do Seminário Nacional Serviço Social e Diversidade Trans: Exercício Profissional, Orientação Sexual e Identidade de Gênero (2015), e dois números da série *Assistente Social no Combate ao Preconceito*, que destacamos na relação com o tema deste livro: caderno 4 (transfobia) e caderno 6 (machismo).

histórica que têm os indivíduos de decidir sobre a sua afetividade e sexualidade" (CFESS, 2006).

Outras duas resoluções merecem destaque: a de n. 615, de 2011, que dispõe sobre a inclusão e o uso do nome social da assistente social travesti e do(a) assistente social transexual nos documentos de identidade profissional; e a de n. 845, de 2018, que dispõe sobre atuação profissional do(a) assistente social em relação ao processo transexualizador.[5] O Serviço Social foi a segunda categoria profissional no Brasil a garantir a utilização do nome social no exercício profissional de profissionais trans — publicando em setembro a Resolução CFESS n. 615/2011, depois do Conselho Federal de Psicologia ter publicado a Resolução CFP n. 14/2011. No caso do Serviço Social, a categoria profissional assegurou a presença do nome social no Documento de Identidade Profissional (DIP) sem requisição da retificação do registro civil.

O Código de Ética Profissional em vigor, além disso, também se empenha na afirmação e na luta pela igualdade social, entendida, nas palavras de Netto (2007, p. 138, grifo do autor): "não como a equalização homogeneizadora dos indivíduos, mas como a *única condição capaz de propiciar a todos e a cada um dos indivíduos sociais os supostos para o seu livre desenvolvimento*". É dessa forma que se asseveram a potência e a importância da busca pelas igualdades, que permitem a todos os seres humanos os mesmos acessos e direitos, na perspectiva de que há determinantes no seio da singularidade e da particularidade de cada ser social que requisitam o conceito da equidade, mas, concomitantemente, reconhecem as diferenças, já que esses mesmos sujeitos se afirmam e se tornam visíveis por meio de suas especificidades.

Desse modo:

[...] um tal desenvolvimento permite o florescimento das diferenças e das peculiaridades constitutivas da individualidade social, porque a igualdade opõe-se à *desigualdade*, nunca à *diferença*; de fato, à diferença o que se opõe é a

---

5. Para uma análise mais aprofundada acerca da implementação do processo transexualizador no Brasil, ler Santos (2020). Em sua tese de doutoramento, a assistente social aponta os limites e as fragilidades do SUS, "entendendo-os como fruto da lógica privatista e dos interesses dos organismos de poder político e econômico nacionais e supranacionais em negar o direito universal à saúde, a partir da orientação de minimização do Estado na oferta de políticas de proteção e seguridade social" (Santos, 2022, p. 28).

indiferença. Precisamente para que os indivíduos sociais se desenvolvam explicitando as suas autênticas diferenças é que se torna imprescindível a igualdade social (Netto, 2007, p. 138, grifos do autor).

Da mesma forma, pensar as diferenças não significa, necessariamente, pensar as desigualdades, porque as diferenças podem simplesmente significar diversidade, e não discriminações. Não é inerente à diversidade que ela seja fundada em desigualdade, embora o quadro atual demonstre o contrário. Isso porque, para uma sociedade que busca a homogeneização e a uniformidade, cujos padrões de normalidade enquadram os sujeitos, não há espaço para o diverso. E o princípio da igualdade, nesse aspecto, deve admitir o convívio e o respeito das diferenças, não deixando que elas se imobilizem e se cristalizem pelas desigualdades (Heilborn, 2005).

O desafio das assistentes sociais em trabalhar com a diversidade sexual e de gênero está, portanto, atrelado a algum nível com a luta por direitos iguais — ou equânimes, já que as pessoas não são iguais também em oportunidades de acesso a direitos e busca-se, daí, uma equiparação —, em uma sociedade que se alimenta das desigualdades sociais (Marcelino, 2010). Mas essa luta, necessariamente, pressupõe a relação da profissão com um fundo teórico crítico, capaz de ler a realidade sob os aspectos dessas desigualdades, opressões e violências, rompendo com uma linha empírica conservadora e de orientação liberal-burguesa tão amplamente aclamada pelos meios de comunicação quando tratam do assunto, numa perspectiva alienadora que mascara as discriminações.

4.2 Gênero, sexualidade e questão social

O desenvolvimento do modo de produção capitalista teve um impacto imediato nos processos de industrialização e urbanização, exacerbando a questão social. Aqui, entendemos a *questão social* como o conjunto de manifestações da contradição entre *capital* e *trabalho*, inerente ao modo de produção capitalista. Essa contradição se manifesta na oposição entre a privatização da riqueza e da propriedade privada *versus* o trabalho coletivo. A intensa exploração da classe trabalhadora alimenta a desigualdade social, mas também evidencia a face politizada da questão social (Iamamoto, 2012).

Essa dimensão política se manifesta na resistência, nas reivindicações e na organização da classe trabalhadora, que passa a se mobilizar em busca de melhores condições de vida, exigindo intervenção do Estado para amenizar as relações conflituosas entre as classes sociais. As abordagens histórico-críticas do Serviço Social[6] destacam sua conexão profissional com a "questão social", que deve ser compreendida dentro do contexto das relações sociais características do capitalismo na formação da sociedade brasileira, considerando suas particularidades e contradições (Iamamoto, 2012).

No que concerne ao trabalho profissional, aprendemos desde cedo que nosso objeto de intervenção, a matéria-prima do nosso fazer profissional, é a questão social (Iamamoto, 2014). Esse conceito está intimamente conectado a uma análise da sociedade materialista-histórica de base dialético-crítica. Ao mesmo tempo, sabemos que o Serviço Social brasileiro se conecta a algumas palavras-chave: justiça social; defesa dos direitos e do bem-estar social; outro horizonte civilizatório; respeito pela diversidade; promoção dos direitos humanos.

No Brasil, essas premissas se expressam nas dimensões profissionais, especialmente na sua dimensão ético-política de luta em defesa de outras formas de vida em que tenhamos superado o modo de produção/exploração capitalista. As expressões de desigualdades e de resistências oriundas da tensão entre o capital e o trabalho são a matéria, o objeto de trabalho das e dos assistentes sociais. Nosso trabalho, por isso, não é apenas com a desigualdade. E desigualdade não se traduz somente em pobreza ou falta de renda.

É preciso pensar que o capitalismo não incide só nas condições de vida da população, mas impõe também modos de viver a vida: um modelo de família; a premissa da individualidade e da competitividade acima da coletividade e da solidariedade; a insegurança que gera a violência e o

---

6. No Brasil, a profissionalização da filantropia também teve sua origem marcada por um processo de institucionalização e legitimação social, influenciada por eventos históricos, como golpes de Estado e a ditadura militar (Iamamoto; Carvalho, 2006). O Serviço Social foi moldado por disputas entre diferentes projetos societários ao longo de sua história, com o movimento de reconceituação desempenhando um papel crucial ao reformular suas bases teórico-políticas. Esse movimento posicionou o Serviço Social como comprometido eticamente com a classe trabalhadora e defensor de um projeto societário distinto da ordem do capital.

conflito; o preconceito diante do diferente e do diverso; enfim, reforça traços históricos persistentes da nossa formação social. São valores de uma classe dominante atribuídos a todo o conjunto da sociedade, como se fossem valores de todos.

No que tange à intensificação das contradições postas na realidade social, econômica e ambiental acerca da pandemia de covid-19, há um acirramento das expressões da questão social. Acerca desse tema, recuperamos a entrevista à revista *Temporalis*, número 41, com o assistente social Maurílio Matos, na qual ele reflete sobre como:

> Para o avanço da sua [no caso, do governo Bolsonaro] agenda ultraneoliberal e consequente disputa pelo fundo público, faz-se necessária a exclusão formal do direito formal a ter direito, daí consegue se entender a agenda neofascista do presidente da república e de seus seguidores. Assim, quando o presidente diz que o governo não deveria arcar com tratamento em saúde com aqueles que se infectaram por HIV devido a sua *responsabilidade*, quando desmarca áreas de populações originais e quilombolas, quando desmonta a política para a saúde mental proposta pela reforma psiquiátrica e estimula tratamentos (como eletroconvulsoterapia) e serviços (como Comunidades Terapêuticas) sem comprovação científica, não está sendo apenas fascista, mas também buscando garantir na lei a exclusão de amplos segmentos a ter direito e com o consequente remanejamento de recursos para as necessidades do capital.
>
> Por isso criticamos que é rasa a importância à crítica de segmentos da esquerda de que quando o presidente e seus seguidores falam contra os direitos da população LGBTQIA+, quilombola, indígena etc. se trata de uma cortina de fumaça. Algumas dessas falas podem até ser feitas com a intenção de desviar a atenção para alguma ação do governo, mas não são aleatórias, integram o mesmo projeto político de devastação dos direitos da classe trabalhadora, entendido na sua diversidade. Portanto, todos os direitos dessa classe são urgentes e necessários. Em um artigo que escrevemos com Maria Elizabeth Borges, afirmamos que o ultraneoconservadorimo de Bolsonaro é (contra)face do seu ultraneoliberalismo. Ambos fazem parte da mesma moeda (Matos, 2021, p. 416, grifo do autor).

Matos (2021) analisa que se, por um lado, temos a necessidade de uma formação generalista no Serviço Social, por outro precisam ser captadas as particularidades dos diferentes espaços sócio-ocupacionais onde se inserem assistentes sociais. Nesse aspecto, compartilhamos da sua perspectiva, entendendo que é fundamental considerar tanto o que distingue essa profissão na divisão social e técnica do trabalho quanto as particularidades das demandas que surgem em diferentes espaços de atuação. Cada contexto de trabalho possui suas próprias características, que podem incluir aspectos relacionados à gestão, às políticas sociais, à população atendida, aos objetivos da instituição e à interação com outras profissões.

Ao mesmo tempo, Matos (2021) concorda que é possível realizar uma análise abrangente da profissão sem perder de vista suas particularidades. Nesse sentido, a questão social e suas diversas expressões se configuram como o elo que conecta essas particularidades da relação da profissão com o Estado e este com as classes sociais. É por meio da compreensão da dinâmica da questão social que as assistentes sociais conseguem articular suas intervenções de forma eficaz e contextualizada, atuando em prol da transformação das condições de vida de pessoas e grupos em situação de vulnerabilidade e exclusão social.

Ribeiro e Almeida (2021) nos lembram de que, organizados a partir de precedentes históricos, os preconceitos são orientações de valores cristalizados na sociedade.

> Eles se constituem como uma expressão das relações conservadoras da sociabilidade burguesa e de seu individualismo que, por sua vez, remete à exploração, cada vez mais bárbara, do trabalho pelo capital. A banalização destes fundamentos representa um desvalor que emerge nas mais diferentes formas da vida cotidiana, inclusive no âmbito da diversidade sexual e de gênero (CFESS, 2016). As opressões situam-se, sobre todas as formas que ousam constituir-se como o "outro" em relação à régua cortante que mede a normalidade, na constituição de sujeitos que se materializam como seres humanos com cores de pele (nomeada colonialmente por "raça"); características sexuais, orientações distintas de seus afetos; performatividades singulares como pessoas e pertencimentos de classe social — estabelecidas por condições materiais concretas, mas também por identidades socioculturais construídas espacialmente (Oliveira *et al.*, 2019 *apud* Ribeiro; Almeida, 2021, p. 34).

A análise de Ribeiro e Almeida (2021) é tecida a partir de um importante estudo sobre a inserção de pessoas trans no mercado de trabalho. De maneira conclusiva, o estudo aponta como preconceito e pauperismo se articulam, no âmbito da questão social, quando se trata da realidade de pessoas trans da classe trabalhadora. Apoiando-se em Marx, o pauperismo é entendido como resultado do desenvolvimento das forças produtivas do trabalho social fundado no capital. E, em diálogo com Iamamoto (2007), o capital produz, na mesma medida, a invisibilidade do trabalho e a banalização da vida humana.

Durante a pandemia de covid-19, algumas pesquisas mapearam os impactos na vida da população LGBTI+. No Gráfico 4, é possível verificar o quanto a saúde mental foi apontada pelas pessoas que participaram de um desses estudos. Frente a outros dados da investigação produzida pelo #VoteLGBT, quando cruzamos raça e classe à gênero e à sexualidade, verificamos a dimensão de maior precariedade das pessoas LGBTI+ negras, em especial travestis e transexuais, as quais também estavam, naquele momento, em trabalhos com maior risco de contaminação.[7]

Gráfico 4. Impactos da pandemia para a população LGBTI+ no Brasil.

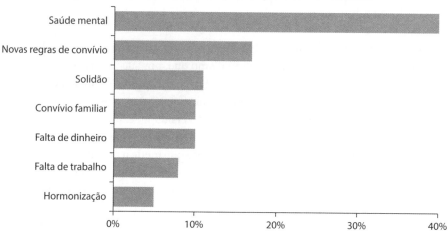

Fonte: elaborado a partir de Irineu, Freitas e Spigolon (2022).

---

[7]. Ver também a análise de Ferreira (2022) feita a partir do estudo dos prontuários de pessoas LGBTI+ atendidas em um serviço socioassistencial durante a pandemia da covid-19 no Brasil.

A pandemia de covid-19 nos proporcionou uma nítida compreensão do fracasso da racionalidade neoliberal, que se baseia na primazia do mercado, do consumo e do individualismo como pilares da organização social. Ressignificar a liberdade, desvinculando-a da concepção adotada pela direita, e enfatizar a importância do bem comum e do cuidado mútuo emergem como perspectivas viáveis para o campo progressista, particularmente para a esquerda. Nesse sentido, os desafios para a reconstrução democrática colocam diversos obstáculos diante dos movimentos sociais, incluindo aqueles que se dedicam às pautas de gênero e sexualidade.

O neoconservadorismo encontra suas raízes na promoção do discurso de violência contra minorias, de intolerância e de hiperindividualismo (Almeida, 2008). Caracteriza-se por políticas baseadas na defesa de supostas tradições nacionais ou religiosas, que promovem retrocessos e limitam a participação de grupos que lutam pelos direitos humanos, especialmente nas pautas feministas e LGBTI+ (Birolli; Machado; Vaggione, 2020).

Em nome de Deus e da defesa da família heterocentrada, o preconceito, a violência e a pobreza têm expressado o quanto gênero e sexualidade se conectam com a questão social. A família "funciona como rede de proteção, reservatório de disciplina e estrutura de autoridade" (Brown, 2019, p. 114). Ela assume a função de ser um entrave aos excessos da democracia e das minorias sociais, demonstrando, assim, que um dos focos do neoconservadorismo é a destruição de qualquer coisa que faça alusão à justiça social. Quinalha (2022) observa que um dos maiores equívocos no campo das lutas LGBTI+ foi a falta de preparo para essa reação conservadora.

A perda de confiança na democracia, bem como o ataque à redistribuição e à justiça social, é responsabilidade do neoliberalismo, regime no qual prevalecem o subsídio aos mercados e a promoção da moralidade conservadora (Brown, 2019). Desse modo, essa lógica também atinge a sociabilidade LGBTI+, muito marcada pela cidadania precária do mercado, como mencionamos antes. Logo, deve-se entender que as políticas homonormativas e o *pinkwashing* são pilares importantes fundamentais para o "capitalismo rosa". Oliveira (2022) nos ajuda a entender que o homonacionalismo de mercado é abordado por Puar (2007; 2013), buscando compreender os consumos homonacionalistas de *gays* e lésbicas no turismo. Igualmente, visando entender o homonacionalismo do ponto de vista econômico, ratificamos que o mercado *pink* tem também como sustentação o Estado neoliberal. A sedução do "mercado *pink*", da cidadania via consumo, da assimilação das normas sociais pelo casamento e dos arranjos familiares inspirados no modelo heterossexual (heteronormado e/ou homonormativo) é uma ameaça premente produzida pelo receituário neoliberal (Irineu, 2019).

Ao Serviço Social cabe assumir a ruptura com a lógica binária de gênero, que marginaliza corpos não cisnormativos, como tarefa de luta por outra sociabilidade e da defesa dos valores que fundamentam nosso projeto ético e político profissional. Reconhecendo-se como uma profissão marcada por gênero-raça-classe, em que a atuação se volta a usuárias que também são marcadas por gênero, raça e classe social, podemos ser conduzidas a alguns desafios: (i) o de construir formas e maneiras de atendimento das demandas daquelas que confrontam a nossa própria racionalidade de gênero; (ii) o de alterar o desenho das políticas sociais, alargando as fronteiras impostas pela cis-heteronormatividade; (iii) e o de ampliar nosso repertório quanto à pluralidade de modos de vida que podem existir e resistir, objetivando a construção de uma sociabilidade justa e sem desigualdades.

Atividades complementares

EXERCÍCIOS E TEXTOS DE APOIO

Objetivo: compreender a conexão entre os valores éticos e políticos da profissão com a defesa de direitos de pessoas LGBTI+, refletindo também sobre as contribuições do conjunto CFESS/CRESS para fortalecimento das lutas sociais desses sujeitos.

Exercício 1

O governador do Rio Grande do Sul, Eduardo Leite (PSDB), falou sobre homossexualidade e se declarou gay, pela primeira vez publicamente, no programa Conversa com Bial, da TV Globo, que irá ao ar na madrugada desta sexta-feira (2). "Eu sou gay. E sou um governador gay, e não um gay governador, tanto quanto [Barack] Obama nos Estados Unidos não foi um negro presidente, foi um presidente negro. E tenho orgulho disso", disse Leite, 36. "Eu nunca falei sobre um assunto que eu quero trazer pra ti no programa, que tem a ver com a minha vida privada e não era um assunto até aqui porque se deveria debater mais o que a gente pode fazer na política, e não exatamente o que a gente é ou deixa de ser", explicou o político na entrevista ao apresentador Pedro Bial (*O Popular*, Goiânia, 1º jul. 2021).

O ex-deputado federal Jean Wyllys (PT) chamou o governador do Rio Grande do Sul, Eduardo Leite (PSDB), de "gay com homofobia" ao criticar a decisão do líder do executivo gaúcho de manter escolas cívico-militares no estado. [...] Leite rebateu afirmando que a manifestação do ex-deputado foi deprimente e cheia de preconceito. [...] "Deprimente é tentativa de pinkwashing", respondeu Wyllys, citando o movimento de apropriação dos temas da comunidade LGBTI+ para venda de produtos e serviços [...] (*O Popular*, Goiânia, 15 jul. 2023).

Para refletir em grupo

Os textos anteriores foram retirados do jornal *O Popular*. O primeiro, publicado pela redação do jornal em 1º de julho de 2021, e o segundo, em 15 de julho de 2023, retratam duas situações envolvendo o governador do Rio

Grande do Sul, Eduardo Leite. Com base neles, reflita sobre as seguintes questões: (i) em sua opinião, o que o governador quis dizer ao diferenciar um "*gay* governador" de um "governador *gay*"? (ii) É possível separar a vida política da vida pessoal e vice-versa? (iii) A orientação sexual é um aspecto somente da vida privada ou também da vida pública? (iv) O fato de o governador ser um homem *gay*, por si só, torna-o um aliado da luta LGBTI+ e de outras lutas envolvendo os direitos humanos? (v) Por que, em sua opinião, o governador foi acusado de praticar *pinkwashing*? (vi) Estendendo a questão para a intervenção profissional e para os valores profissionais, é possível ter valores pessoais discordantes dos valores profissionais?

Exercício 2

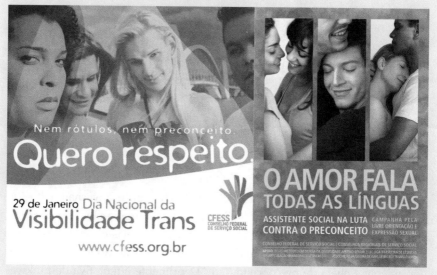

Fonte: Conselho Federal de Serviço Social (CFESS).

Para refletir em grupo

As imagens anteriores são de campanhas do CFESS em defesa da população LGBTI+ e participam, junto a outros materiais e eventos produzidos pelo conjunto de conselhos, dos esforços em contribuir para o combate ao preconceito e à discriminação, motivados pela orientação sexual ou pela identidade de gênero. Além desses materiais, é sempre importante lembrar que é dever da profissão, de acordo com nosso Código de Ética, denunciar, no exercício profissional, às entidades de organização da categoria, às autoridades e aos órgãos competentes, casos de violação da Lei e dos Direitos Humanos, quanto a: corrupção, maus-tratos, torturas, ausência de condições mínimas de sobrevivência, discriminação, preconceito, abuso de autoridade individual e institucional, qualquer forma de agressão ou falta de respeito à integridade. Busque pelos demais materiais informativos — incluindo a série CFESS Manifesta — que tematizam a questão da diversidade sexual e de gênero, e divulgue entre colegas de profissão.

Exercício 3

Em Portugal, o lema "Deus, pátria e família" constituiu a chamada "trilogia" de António de Oliveira Salazar, ditador nacionalista. No Brasil, o lema foi utilizado pela Ação Integralista Brasileira, movimento conhecido como o "fascismo brasileiro", fundado em 1932. Mais recentemente, o lema voltou a aparecer entre políticos fundamentalistas, incluindo entre eles o ex-presidente Jair Bolsonaro (que, durante o seu governo, instituiu também o Ministério da Mulher, da Família e dos Direitos Humanos).

Para refletir em grupo

Pensando nisso, reflita sobre as seguintes questões: (i) como o tema da família é absorvido pelo discurso conservador e moralista? (ii) Quais as relações possíveis entre família, gênero e sexualidade? (iii) É possível que nossa intervenção com famílias esteja impregnada de valores que entram em disputa/confronto com os valores da família que está, por nós, sendo atendida?

Exercício 4

Sugerimos em "Dicas Culturais" uma sequência de filmes e documentários com temática LGBTI+, nos quais se pode debater a questão da ética.

Para refletir em grupo

Reúnam-se em um grupo de pessoas, assistam ao filme eleito e busquem debater os elementos éticos observados por vocês ao longo da sessão.

Dicas culturais

VÍDEOS

Philadelphia
Filme. Direção de Jonathan Demme. 1993. (2h6min).

O advogado Andrew trabalha em um conceituado escritório de advocacia. Ao descobrir ser portador do vírus HIV, é despedido sumariamente. Ele, então, contrata os serviços de outro advogado para processar a companhia.

Ma vie en rose
Filme. Direção de Alain Berliner. 1997. (1h28min).

Durante um churrasco entre vizinhos, Ludovic, de sete anos, escandaliza todos ao aparecer vestido como menina. É uma situação embaraçosa para os pais, novos naquele condomínio chique ao qual querem se integrar. Enquanto Ludovic continua a viver como menina, seus pais custam a aceitar a diferença.

Todo sobre mi madre
Filme. Direção de Pedro Almodóvar. 1999. (1h41min).

No dia de seu aniversário, Esteban ganha de presente da mãe, Manuela, um ingresso para a nova montagem da peça *Um bonde chamado desejo*, estrelada por Huma. Após o espetáculo, ao tentar pegar um autógrafo de Huma, Esteban é atropelado e morre. Manuela resolve então ir até o pai do menino, que vive em Barcelona, para dar a notícia.

Boys don't cry
Filme. Direção de Kimberly Peirce. 2000. (1h58min).

Baseado na história real de Brandon Teena, o filme relata a juventude de um homem transexual. Retrata sua trajetória como transgênero e os embates que vive diante da sociedade.

C.R.A.Z.Y. — loucos de amor
Filme. Direção de Jean-Marc Vallée. 2005. (2h7min).

Na Quebec dos anos 1960, Zachary vive o despertar da sua homossexualidade. A fim de ficar em paz com sua própria identidade, precisa lidar com uma mãe muito religiosa e um pai exigente e conservador.

A single man
Filme. Direção de Tom Ford. 2010. (1h39min).

George é um professor universitário que recentemente perdeu seu parceiro, Jim, em um acidente de carro. Muito abalado, ele planeja cometer suicídio. Conforme a rotina diária acontece junto de colegas de trabalho, estudantes e uma velha amiga, ele tomará sua decisão final.

Carol
Filme. Direção de Todd Haynes. 2015. (1h58min).

Em *Carol*, acompanhamos Therese, uma jovem que tem um emprego entediante na seção de brinquedos de uma loja de departamentos. Um dia, ela conhece a elegante Carol, uma cliente que busca um presente de Natal para a sua filha. Carol, que está se divorciando de Harge, também não está contente com a sua vida. As duas se aproximam cada vez mais e, quando Harge a impede de passar o Natal com a filha, Carol convida Therese a fazer uma viagem pelos Estados Unidos.

Moonlight
Filme. Direção de Barry Jenkins. 2017. (1h51min).

No filme, acompanhamos três momentos da vida de Chiron, um jovem negro morador de uma comunidade pobre de Miami. Do *bullying* na infância, passando pela crise de identidade da adolescência e a tentação do universo do crime e das drogas, este é um poético estudo de personagem.

Sexo, pregações e política
Documentário. Direção de Michael Gimenez e Aude Chevalier-Beaumel (1h12min).

O Brasil vende a imagem de local em que a diversidade é respeitada. O mesmo país, porém, é onde mulheres morrem em virtude da proibição do aborto e no qual há mais assassinatos de pessoas LGBTI+ no mundo.

Pobre Preto Puto
Documentário. Direção de Diego Tafarel. 2016. (15min).

Nei D'Ogum é batuque, é sexo e é negritude. É amor e contradição. Um guerreiro das causas negras, *gays* e transexuais. Ele é a própria causa. Autodefine-se: "pobre, preto, puto".

Disponível em: https://vimeo.com/169289479. Acesso em: 22 out. 2024.

O riso dos outros
Documentário. Direção de Pedro Arantes, 2012. (51min38s).

Existem limites para o humor? O que é o humor politicamente incorreto? Uma piada tem o poder de ofender? São essas questões que o documentário discute a partir de entrevistas com personalidades, como os humoristas Danilo Gentili e Rafinha Bastos, a cartunista Laerte e o ex-deputado federal Jean Wyllys, entre outros.

Disponível: https://www.youtube.com/watch?v=GowlcUgg85E. Acesso em: 22 out. 2024.

Capítulo 5

Serviço Social e direitos LGBTI+: pesquisa e intervenção profissional

A inclusão do debate de gênero nos currículos de Serviço Social é uma novidade relativamente recente, como evidenciado pelo estudo de Lima (2014), apesar de a profissão ser historicamente marcada pela feminização e, consequentemente, pela divisão sexual do trabalho.

Em alguns cursos de Serviço Social, disciplinas sobre gênero aparecem pela primeira vez, como movimento de revisão dos PPCs, no final da década de 1990, após a publicação das Diretrizes Curriculares da ABEPSS de 1996. Algumas delas com o nome de "Serviço Social e a Questão da Mulher", apresentando-se como disciplina optativa. Naquela época, as discussões da profissão e do movimento feminista brasileiro eram fortemente influenciadas por pensadoras como Simone de Beauvoir, Alexandra Kollontai e Heleieth Saffioti. Isso pode ser observado pelo próprio nome das disciplinas, que enfatizavam o termo "mulher" em seu título e ementas, em contraste com o uso da categoria "gênero", que foi gradualmente incorporada sob a influência do pensamento de Joan Scott (Irineu; Iori, 2019).

No início da década de 2010, houve uma significativa produção feminista que destacou o termo "relações sociais de sexo", originado do feminismo materialista francês, e que foi responsável por sua disseminação no contexto do Serviço Social brasileiro (Cisne; Santos, 2018). Além disso, outras produções têm enfatizado a expressão "relações patriarcais de gênero" (Nogueira, 2018) e, em alguns casos, é possível observar pesquisadoras e pesquisadores que utilizam simultaneamente mais de um desses conceitos (Irineu, 2019).

Em relação à sexualidade, a entrada nos currículos ocorreu por meio da transição da categoria mulher para gênero nas ementas dessas disciplinas e, também, de certo alargamento de disciplinas, como "Família e Sociedade" e "Movimentos Sociais" (Almeida, 2005). Em grande medida, essas disciplinas eram ministradas por professoras com inserção no campo feminista; em outros casos, foram as disciplinas de Psicologia e/ou Antropologia que inauguraram esse debate na grade curricular.

A despeito das distinções entre as escolas de Serviço Social e as regiões de formação, um dos espaços mais decisivos para o amplo debate sobre opressões sexuais e de gênero se localiza, até hoje, no movimento estudantil (Almeida, 2005). A Executiva Nacional de Estudantes de Serviço Social (Enesso) tem, por décadas, tensionado a formação acerca da incorporação de conteúdos e leituras que abrangem o debate racial e a diversidade sexual e de gênero. Antes mesmo da elaboração do Código de Ética de 1993, os encontros de estudantes já discutiam temas relacionados a gênero e sexualidade.

Como dissemos no capítulo anterior, além do CFESS e da Enesso, a ABEPSS tem lugar importante no acúmulo de temáticas que foram sendo maturadas pela profissão ao longo dos últimos 25 anos, e a criação do GTP intitulado "Serviço Social, Relações de Exploração/Opressão de Gênero, Feminismos, Raça/Etnia e Sexualidades" tem sido o espaço que reúne pesquisadoras desses temas, o qual somado nesse processo de incorporação do debate de gênero. Exemplo disso está na revista *Temporalis*, que publicou dois números exclusivos desse GTP, no ano de 2015, e na Assembleia do XIV Encontro de Pesquisadores de Serviço Social (ENPESS), em Natal, em 2014, em que foi aprovado documento orientador para inclusão de conteúdo curricular, indicando, conforme Peixoto:

> A inclusão, nos conteúdos curriculares obrigatórios, do debate sobre as relações sociais de classe, sexo/gênero, etnia/raça, sexualidade e geração de forma correlacional e transversal.

A realização de, no mínimo, uma disciplina que tematize o Serviço Social e as relações de exploração/opressão de sexo/gênero, raça/etnia, geração e sexualidades, preferencialmente, antes da inserção da(o) estudante no campo de estágio. Aqui, ressaltamos, ainda, as Leis n. 10.639/2003 e n. 11.645/2008, assim como a Resolução n. 01 do Conselho Nacional de Educação — CNE/MEC, no que diz respeito à incorporação obrigatória do tema sobre relações étnico-raciais nos currículos.

O estímulo à realização de debates, eventos, oficinas e seminários temáticos sobre as relações de exploração/opressão de sexo/gênero, raça/etnia, geração e sexualidades.

Apoio aos movimentos sociais e espaços de lutas anticapitalistas, antirracista, antipatriarcal e anti-heterossexista, por meio de parcerias, projetos de extensão, pesquisa, entre outros.

A promoção de espaços de estudos e pesquisas sobre o sistema capitalista-patriarcal-racista-heterossexista e adultocêntrico (Peixoto, 2023, p. 58).

Desde a publicação dos dois números da *Temporalis* e da Assembleia de Natal (RN), quase dez anos se passaram. Contudo, podemos verificar que os conteúdos referentes ao GTP vêm sendo incorporados *pari passu* aos currículos em suas revisões de projeto pedagógico. Além disso, os periódicos da área de Serviço Social se abriram ao recebimento de artigos nesses temas, com chamadas de dossiês próprios, ora com exclusividade para o debate de raça ou de gênero/sexualidade, ora com os temas juntos. Nesse contexto, percebemos que a produção do conhecimento desempenha um papel crucial na construção de alternativas críticas para lidar com as contradições inerentes à sociabilidade burguesa, apontando para uma direção estratégica de sua superação (Fortuna; Guedes, 2020).

Busca-se, por meio da produção do Serviço Social brasileiro, apresentar neste capítulo as balizas do debate que vem sendo desenvolvido e que opera na abordagem da dinâmica da produção e da reprodução social, conferindo diferentes clivagens para a diversidade sexual, étnico-racial e de gênero, as quais também expressam a história e a constituição da formação social brasileira, o estatuto necessário e que se soma ao da classe social.

O debate sobre a cis-heteronormatividade é fundamental e deve ser conduzido com rigor por meio da análise crítica da sociedade capitalista e de seu processo de produção e reprodução. Esse debate deve ser reconhecido como um dos principais eixos que estruturam as relações sociais. Especialmente agora, em meio à crise atual do capitalismo, que atinge níveis insustentáveis de vida, em um momento sombrio de crise estrutural agravada pelo contexto pós-pandêmico. Esse contexto evidencia as profundas desigualdades sociais e torna intoleráveis as consequências avassaladoras do cissexismo, racismo e LGBTIfobia.

É crucial enfrentar a violência contra pessoas LGBTI+ e as diversas formas de opressão em todos os espaços da formação e do exercício profissional. Essa defesa é crucial para evitar retrocessos significativos na profissão, incluindo a negação do legado crítico e político de defesa dos interesses da classe trabalhadora. Ignorar esse debate acerca das opressões é nos rendermos ao recrudescimento do conservadorismo, o que, nos termos de Maria Helena Abreu (2016), pode levar o Serviço Social do "futuro em direção ao passado".

5.1 Tendências na produção científica sobre população LGBTI+ no Serviço Social

Se algumas áreas do conhecimento estão, "desde muito cedo", preocupadas com a questão do gênero e da sexualidade (como é o caso da Psicologia, da Antropologia e da Sociologia), outras, como o Serviço Social, passaram distantes da questão durante longo período. Na investigação pós-graduada brasileira, é somente nos anos 2000 que começam a surgir investigações que tematizam gênero e sexualidade, ao mesmo tempo que surgem os centros de referência em combate à homofobia[1] e, posteriormente, planos, programas e projetos governamentais começam a orientar a linha das políticas públicas específicas para esse segmento, por exemplo, o Brasil sem Homofobia de 2004 e o PNDH III de 2009.

Essa relação é importante, na medida em que grande parte do trabalho de assistentes sociais se orienta pela atuação nas políticas sociais, desde a sua

---

1. Para conhecer a atuação dos centros de referência desde sua formulação no seio do Programa Brasil sem Homofobia, recomendamos ler Irineu e Rafael (2009); e Froemming *et al.* (2012).

elaboração até a execução e a avaliação. Não é à toa, portanto, que os primeiros trabalhos científicos sobre o tema coincidam com o período de surgimento de uma visibilidade muito maior em termos de políticas públicas de Estado para essas populações, o que até então era realizado de forma contingente e pontual. Podemos considerar, portanto, que o Serviço Social é uma área do conhecimento que mais aguarda a institucionalização dos fenômenos sociais (materializados, por exemplo, em ações de governo, planos, programas e projetos que reverberam em políticas públicas), em vez de antecipar e acompanhar sua institucionalização.

Duarte e Fernandes[2] (2023) apontam quatro elementos de análise importantes a respeito do lugar da diversidade sexual e de gênero na profissão: o primeiro deles é que essa questão ocupa *lugar secundário ou periférico* em termos de importância no âmbito do debate profissional de nossa área. No entanto, destacam os autores que: "de forma embrionária, os primeiros estudos e publicações sobre tal tema circunscreveram-se em relação às homossexualidades e, em particular, aos gays" (Duarte; Fernandes, 2023, p. 203).

> Antes dos anos 2000, a discussão da homossexualidade já transitava nos interstícios profissionais, de maneira frequente. A definição da homofobia como "ódio, rejeição ou medo de alguém por causa de sua orientação sexual" só apareceu pela primeira vez numa publicação do CRESS 7ª Região, em setembro de 2000, numa matéria de capa do jornal *Práxis* (Almeida, 2008, p. 151).

O segundo elemento sustentado pelos autores é que há, no âmbito da produção de conhecimento científico da área, um *desencorajamento ou mesmo a presença de tentativas de dissuadir a mudança sobre o tema*. Essa é uma questão que não pode ser facilmente comprovada, mas que aparece "em conversas informais tanto com estudantes de graduação e pós-graduação, em diversas unidades de formação acadêmica, como com profissionais da área em diversos lugares sócio-ocupacionais em que se dá o trabalho profissional" (Duarte; Fernandes, 2023, p. 206).

---

2. O estudo de Duarte e Fernandes (2023) é, atualmente, uma referência fundamental para compreensão do estado da arte do debate teórico sobre diversidade sexual no Serviço Social, por isso, recomendamos fortemente sua leitura.

Um terceiro elemento destacado refere-se ao que Duarte e Fernandes (2023) chamaram de *tensão entre dois paradigmas radicalmente distintos*, sendo um deles "sobre as estruturas discursivas determinista, essencialista e universal sobre a sexualidade, o sexo e o gênero, típicas do modelo biologizante e medicalizante ou, sumariamente dizendo, o modelo biomédico" (Duarte; Fernandes, 2003, p. 206). Esse tipo de concepção acerca do corpo e da diversidade humana é muito presente nos discursos profissionais. Já o outro paradigma fundamenta-se nas abordagens "construtivistas e/ou de produção social dos corpos, sexualidades e subjetividades, que no campo da saúde coletiva tem-se como determinação social da saúde" (Duarte; Fernandes, 2003, p. 206). Em diálogo com os achados dos autores, resgatamos Chaui (2007) acerca do conceito de "discurso competente", que se refere a uma estratégia utilizada por interlocutores que já estão previamente definidos, em circunstâncias que também já foram determinadas.

Nesse contexto, tanto o conteúdo quanto a forma desse discurso já foram autorizados de acordo com os padrões estabelecidos pela esfera de sua própria competência. Essa ideia sugere que o "discurso competente" opera dentro de certos limites e normas estabelecidos pela autoridade ou *expertise* reconhecida dentro de determinado campo. Assim, considerando que a assistente social é a profissional de referência de determinado atendimento, é preciso estarmos atentas sobre quando estamos usando "discursos competentes", revestidos de visões sociais de mundo conservadoras, para reforçar e legitimar as perspectivas e as posições daqueles que detêm poder ou autoridade nesse contexto específico, excluindo vozes ou visões divergentes. Portanto, o "discurso competente", nos termos de Chaui (2007), pode ser entendido como uma forma de controle discursivo que mantém o *status quo* e protege os interesses dos que estão no poder, ao mesmo tempo que limita a diversidade de vozes e perspectivas dentro desse espaço de competência estabelecido.

Ainda em diálogo com os "achados" da pesquisa de Duarte e Fernandes (2023), destaca-se um quarto e último elemento que trata do que eles categorizam como a *lentidão das pesquisas e produções científicas sobre o tema*. Na análise dos próprios autores, "isto ainda acontece pelo fato de que a sexualidade se faz presente de maneira carente e lacunar nos discursos acadêmicos" (Duarte; Fernandes, 2023, p. 207). Isso se somando ao fato de que a inclusão da temática de diversidade sexual e de gênero nos currículos, assim como em linhas de pesquisa e projetos de extensão, ainda é limitada em muitas unidades de formação acadêmica na área do Serviço Social, tanto em nível de graduação quanto de pós-graduação (Marcelino, 2010; Irineu; Iori, 2019; Duarte; Fernandes, 2023).

Essa limitação pode refletir uma lacuna na compreensão da importância dessas questões para a prática profissional e para o entendimento da realidade social de forma mais ampla (Irineu; Iori, 2019). Além disso, pode indicar resistências institucionais ou ideológicas em abordar temas que desafiam normas de gênero e sexualidade estabelecidas. No entanto, é fundamental enfrentar essa realidade a partir de um diálogo crítico à luz da perspectiva de totalidade (Eurico *et al.*, 2021) e reconhecer a necessidade de incluir essas temáticas de maneira mais ampla e sistemática na formação acadêmica em Serviço Social. De certo modo, isso permitirá que futuras assistentes sociais estejam preparadas para lidar com a diversidade de realidades sociais e individuais que encontrarão em sua prática profissional, promovendo assim uma intervenção mais qualificada e em consonância com a direção ética assumida pela profissão.

Metodologicamente, o mapeamento realizado por Duarte e Fernandes (2023) atingiu artigos produzidos nos 21 periódicos[3] da área de conhecimento, em que se observaram as tendências das produções científicas quanto ao tema da diversidade sexual na área do Serviço Social, em um *coorte* temporal de dez anos[4] (2010-2020). Os descritores utilizados foram: "diversidade sexual", "LGBT", "transexualidade", "travestilidade", "transgeneridade" e "homossexualidade", associados ao descritor-chave "serviço social". Esse

---

3. Os periódicos foram: *Serviço Social & Sociedade*; *Katálysis*; *Revista de Políticas Públicas*; *Argumentum*; *Textos & Contextos*; *Em Pauta*; *O Social em Questão*; *Ser Social*; *Temporalis*; *Serviço Social em Revista*; *Gênero*; *Emancipação*; *Sociedade em Debate*; *Libertas*; *Direitos, Trabalho e Política Social*; *Oikos*; *Serviço Social e Saúde*; *Praia Vermelha*; *Serviço Social em Perspectiva*; *Moitará*; e *Serviço Social em Debate*.

4. "Como referência para essa periodização, foram observados dois marcos históricos de relevância para definição do ano de início da coleta dos dados: o primeiro é a emergência do grupo temático de pesquisa (GTP) da Associação Brasileira de Ensino e Pesquisa em Serviço Social (ABEPSS) com foco nessa e em outras ênfases que são marcadas pelas relações de opressões, institucionalizadas no XII Encontro Nacional de Pesquisadores em Serviço Social (ENPESS), no Rio de Janeiro. O outro é o debate sobre os temas do racismo, homofobia e machismo em uma mesa no XIII Congresso Brasileiro de Assistentes Sociais (CBAS), em julho, em Brasília" (Duarte; Fernandes, 2023, p. 207).

percurso levou-os a encontrar 66 artigos tematizando a sexualidade, e, a partir dos critérios de exclusão e inclusão adotados pelos pesquisadores, restaram 42 artigos que tratam especificamente da diversidade sexual.

Diante da amostragem levantada nesse estudo, acompanhamos as conclusões de Duarte e Fernandes (2023, p. 208), a qual tomamos de empréstimo ratificando-as, e, para maior elucidação, compartilhamos sua síntese na Tabela 1: "esse objeto na área de conhecimento permanece periférico e secundarizado, frente a outros nas agendas acadêmica e profissional. Todavia, consideramos que se começa a se ter uma certa visibilidade na produção científica, principalmente, pelo debate amadurecido apresentado [...]".

Tabela 1. Estado da arte sobre diversidade sexual e de gênero pela área do Serviço Social (2010-2020).

Revista	Número de publicações
Serviço Social & Sociedade	1
Katálysis	7
Revista de Políticas Públicas	1
Textos & Contextos	1
Em Pauta	7
O Social em Questão	2
Ser Social	2
Temporalis	4
Serviço Social em Revista	1
Gênero	3
Emancipação	1
Sociedade em Debate	1
Praia Vermelha	5
Serviço Social em Perspectiva	5
Argumentum	1

Fonte: elaborada a partir de Duarte e Fernandes (2023).

Embora o acervo da produção teórica sobre diversidade sexual e de gênero ainda seja consideravelmente modesto, ele é "consistente e qualificado", apresentando-se a partir de duas tendências, conforme analisam Duarte e Fernandes:

> a) pelas produções mais amplas sobre o campo da diversidade sexual, aqui identificado de LGBTQI+, com vinte artigos; e b) ao privilegiar determinadas temáticas específicas desse universo, como do universo da homossexualidade, com oito artigos, ou da transexualidade, incluindo aí poucas de travestilidade, com quatorze artigos. A partir destas duas tendências, as produções se articulam em dois subconjuntos, a) **aos temas gerais dos direitos humanos e das políticas públicas voltados para LGBTQI+**, com perspectivas teóricas críticas e b) **aos temas específicos** e esses são bem diversificados, como seus referenciais, destaca-se para os que mais se apresentaram, como serviço social, saúde, educação, família e violência, que são os mais expressivos na análise de conteúdo empreendida (Duarte; Fernandes, 2023, p. 209, grifos dos autores).

Dessa forma, destaca-se que o campo dos estudos da sexualidade, em especial, aqueles que consideram as experiências LGBTI+ centrais, mostra-se politicamente ativo, com requisições cada vez mais amadurecidas pela qualificação das demandas desses sujeitos e em constante disputa por grupos que intencionam implementar políticas sexuais determinantes para seus projetos societários.

Sabemos que, na história do Serviço Social brasileiro, a maturidade intelectual da profissão foi atingida a partir (entre outros fatores) da nossa qualificação pós-graduada, que solidificou o processo da pesquisa e tornou-a relevante, contribuindo para que alcançássemos o que Guerra (2009) denominou "estatuto de maioridade intelectual". Nesse sentido, um exemplo do amadurecimento do debate sobre diversidade sexual e de gênero no Serviço Social pode ser verificado no surgimento de grupos de pesquisa com linhas que fazem nítida menção aos estudos da sexualidade e ao sujeito LGBTI+. Para ilustrar isso, levantamos o número de grupos com linhas e títulos mencionando explicitamente os termos "sexualidade" e "LGBT", e que estão vinculados à área de Serviço Social no Diretório Geral dos Grupos de Pesquisa do Conselho Nacional de Desenvolvimento Científico e Tecnológico (DGP/CNPq). Dentre os grupos de pesquisa quantificados na Tabela 2 a seguir, podemos inferir que, entre aqueles que mencionam o descritor "LGBT", apresentam-se regionalmente: dois na região Centro-Oeste; dois no Nordeste; três na região Sul; um na região Norte; e dez no Sudeste.

Tabela 2. Número de grupos de pesquisa no DGP/CNPq — Área: Serviço Social.

Descritor na busca	Menção no título do grupo ou linha de pesquisa
Sexualidade	24
LGBT	18

Fonte: dados sistematizados a partir do DGP/CNPq (2024)[5].

Se até o final da década de 2010, como área científica, não extrapolávamos cinco grupos de pesquisa no DGP/CNPq, hoje temos uma progressão considerável que requisita ser analisada, considerando: (i) a expansão e a interiorização dos cursos de Serviço Social em universidades públicas; (ii) a entrada de docentes LGBTI+ com implicação direta com o movimento LGBTI+ em suas trajetórias; (iii) a ampliação do Sistema Nacional de Pós-Graduação no Brasil nos últimos 15 anos; (iv) o fortalecimento do campo de diversidade sexual e de gênero a partir de redes como a Rede de Serviço Social, Sexualidade e Diversidade de Gênero (RESSEGE) e aquelas fortalecidas no escopo do GTP de Opressões e Resistências, reunindo pesquisadoras docentes, estudantes e profissionais do Serviço Social; (v) e o aumento do campo em si e do número de eventos e periódicos, externos à área de Serviço Social, sobre a temática, os quais em sua maioria são interdisciplinares.

Em uma imersão no Banco de Teses e Dissertações da Coordenação de Aperfeiçoamento de Pessoal de Nível Superior (Capes), podemos identificar os efeitos dos fatores conjunturais, citados anteriormente, sob a produção teórica pós-graduada sobre diversidade sexual e de gênero no Serviço Social brasileiro. A busca foi feita utilizando três descritores: "diversidade sexual", "trans" e "homossexual", o que nos permite acompanhar o próprio trânsito

---

5. Disponível em: https://lattes.cnpq.br/web/dgp. Acesso em: 28 out. 2024.

geracional no vocabulário do campo de estudos. O recorte temporal se localiza entre 2013 e 2023, pois são os anos disponibilizados pela plataforma da própria Capes.

Tabela 3. Teses e dissertações defendidas na área de Serviço Social (2013-2023).

Descritor de busca	Dissertação	Tese	Total
Diversidade Sexual	25	7	32
Trans	25	5	30
Homossexual	11	3	14

Fonte: dados sistematizados a partir do Banco de Teses e Dissertações da Capes (2024)[6].

Vemos, a partir da Tabela 3, que, como um campo em expansão, os estudos se concentram especialmente nas dissertações de mestrado. Essas produções acompanham o movimento da própria área de conhecimento, tendo uma preponderância de produções na região Sudeste, exatamente por estarem localizados lá os programas de pós-graduação mais antigos e por ser a região com maior concentração de cursos de mestrados e doutorados.

Para uma análise das tendências encontradas nas 32 teses e dissertações defendidas entre 2013 e 2023, dividimos o conteúdo dos trabalhos em cinco eixos, sendo eles: (i) quanto ao conceito que explica as relações de gênero; (ii) em relação à concepção de sexualidade; (iii) quanto à noção de diversidade ou diferença; (iv) quanto à categoria que descreve as intersecções entre classe-raça-gênero-sexualidade; (v) em relação ao projeto societário.

Quanto ao *conceito que explica as relações de gênero*, podemos inferir que há uma prevalência pelo uso mútuo dos termos gênero, patriarcado, sistema sexo/gênero, relações sociais de sexo e, em menor escala, relações patriarcais de gênero. Percebe-se um maior uso dos termos gênero e identidade de gênero naqueles trabalhos cujo enfoque se sobressai na relação com a população trans. Regionalmente, trabalhos defendidos na região Nordeste fazem

---

6. Disponível em: https://catalogodeteses.capes.gov.br/catalogo-teses. Acesso em: 28 out. 2024.

maior uso da noção feminista franco-materialista de relações sociais de sexo,[7] enquanto, no Sudeste, o uso dos termos performatividade de gênero, sistema sexo/gênero e relações de gênero são mais expressivos do que nas demais regiões. No que tange às principais autorias, destacam-se: Joan Scott, Simone de Beauvoir, Judith Butler, e, em menor escala, bell hooks, Donna Haraway, Jules Falquet, Gayle Rubin e Silvia Federici, sendo que esta última aparece com maior presença nos trabalhos defendidos há menos de quatro anos, assim como Angela Davis. As literaturas brasileiras aparecem com uma diversidade de autorias, destacando-se, nas definições de feminismos e patriarcado: Heleieth Saffioti, Sueli Carneiro, Lélia Gonzalez, Adriana Piscitelli, Djamila Ribeiro, Cisne e Santos, entre outras.

Em relação à *concepção de sexualidade*, cabe iniciar dizendo que nem todos os trabalhos produzem uma longa discussão sobre essa categoria, de modo que muitas vezes ela aparece conjugada às definições de gênero. Em trabalhos que apresentaram uma conceituação para sexualidade, aparecem, entre os autores destacados, Michel Foucault, Thomas Laqueur, e, em menor escala, Adrienne Rich, Carole Vance e Jeffrey Weeks. Entre as bibliografias nacionais, essas aparecem quando do debate e da categorização dos termos diversidade sexual e LGBTI+, sendo elas: Guacira Lopes Louro, Berenice Bento, Richard Miskolci, Jurandir Freire Costa, e, especificamente sobre pessoas trans, Paul Preciado; transmasculinidades, Guilherme Almeida; mulheres trans e travestilidades, Jaqueline Gomes de Jesus, Larissa Pelúcio, em menor escala, Luma Andrade, e, nos últimos dois anos, Sara W. York.

Quanto à *noção de diversidade ou diferença*, poucos trabalhos reverberam as disputas em torno desses dois conceitos, muitas vezes, utilizando-os concomitantemente a partir de autores como Silvana Mara dos Santos, quando

---

7. Na última década, no Serviço Social brasileiro, tem ocorrido um debate sobre o uso dos conceitos de consubstancialidade e interseccionalidade. A partir das feministas materialistas francesas, como Kergoat, critica-se o uso do conceito de "interseccionalidade", argumentando que ele pode levar a uma segmentação positivista das relações, em vez de vê-las como enoveladas e interconectadas. Propõe-se, então, entender que sexo, raça e classe são "consubstanciais" e "coextensivos", formando um nó inseparável, já que esses marcadores se reproduzem e se influenciam mutuamente. No entanto, discordamos dessa crítica e preferimos usar o conceito de "interseccionalidade". Seguimos a perspectiva de Hirata (2014, p. 69), que vê a interseccionalidade como uma forma de combater as múltiplas e entrelaçadas opressões, sendo ao mesmo tempo um projeto de conhecimento e uma ferramenta política. Embora reconheçamos as controvérsias, consideramos tanto a consubstancialidade quanto a interseccionalidade como instrumentos analíticos importantes que devem ser utilizados no Brasil.

se trata da ideia de "diversidade humana"; em menor escala, fazendo uso de Marlise Vinagre; e ao se referir à diferença, predomina a utilização de Nancy Fraser, Guacira Louro, Richard Miskolci, e em menor escala, Stuart Hall e Tomaz Tadeu Silva.

Em referência à *categoria que descreve as intersecções entre classe, raça, gênero e sexualidade,* há um predomínio do uso da noção de interseccionalidade, a partir de Crenshaw, Hill Collins, e, em menor escala, Carla Akotirene e Audre Lorde. Nos trabalhos que articulam a discussão da violência e do sistema cis-heteropatriarcal, o uso do conceito de consubstancialidade se dá em maior medida, tendo como interlocutoras Cisne e Santos. Em parte dos trabalhos, utiliza-se o conceito de "nó" de Saffioti, ao mesmo tempo que se está utilizando consubstancialidade e/ou interseccionalidade.

Quanto ao *alinhamento a um projeto societário,* pode-se inferir que todos os trabalhos reiteram o compromisso com a construção de uma nova ordem societária, ainda que somente uma parte desses trabalhos se assuma, mais ou menos, próxima de uma perspectiva socialista, citando Iamamoto e José Paulo Netto na defesa de outra sociabilidade. Em textos defendidos nos últimos cinco anos, observa-se a presença da noção de feminismo para os 99%, de autoria de Arruzza, Bhattacharya e Fraser, especialmente no sustento do conceito "anticapitalismo".

Vemos que as assistentes sociais pesquisadoras da temática LGBTI+ aparecem de maneira diversa nos textos, a depender do enfoque do trabalho ou da política setorial a qual se investiga nele. Nota-se um crescimento da política de citação na área, em se tratando de estudos já desenvolvidos por pessoas do Serviço Social, em especial, nos últimos cinco anos. Tendo nos dossiês especiais da *Temporalis, Katálysis* e *Em Pauta* as maiores bases de referência mencionadas, não obstante, as brochuras, as resoluções e as campanhas do conjunto CFESS/CRESS também aparecem nos trabalhos. Com alta frequência, destacam-se as diversas contribuições de Marylucia Mesquita.

Nesse sentido, longe de querermos personalizar os avanços do tema na área, destacamos a partir de busca no Google Acadêmico[8] os trabalhos

---

8. Existem muitos outros pesquisadores e pesquisadoras que defenderam suas teses e dissertações recentemente, com rigorosas discussões que contribuem fortemente com o campo, mas que não foram localizados com perfil ou menção avulsa no Google Acadêmico.

publicados por Guilherme da Silva Almeida, Silvana Mara do Santos, Marylucia Mesquita, João Bosco Hora Góis, que são citados antes de 2015; assim como as produções de Bruna Andrade Irineu, Marco José de Oliveira Duarte, Cecilia Nunes Froemming, Kleber Navas, Maurílio Matos (em parceria com Marylucia Mesquita), Joilson Marques Júnior, que passam a circular com maior expressão em citações após 2015; bem como os textos de Guilherme Gomes Ferreira, Pablo Cardozo Rocon, Mirla Cisne (em parceria com Silvana Mara, em especial publicado pela Cortez Editora), Leonardo Alves Nogueira, Valdenizia Peixoto, Simone Souza Brandão, Márcia Cristina Brasil, citados com maior rigor após o ano de 2017; Thais Felipe Silva dos Santos (em parceria com Maria Lúcia Martinelli), Tibério Lima Oliveira, Andréia Lima, Silvana Marinho, Jéssyka Kaline Augusto Ribeiro, Moisés Santos de Menezes e Luiza Cassemiro, após o ano de 2019, demonstram o fortalecimento da discussão no Serviço Social e sua capilarização nos programas de pós-graduação da área, a partir tanto da entrada de jovens pesquisadores como discentes quanto do credenciamento dos(as) primeiros(as) docentes pesquisadores(as) desse campo nos programas de mestrado e doutorado em Serviço Social e/ou Política Social.

Em um levantamento no Google Scholar, conforme o Gráfico 5, pode-se observar o número de citações dos trabalhos de pesquisadoras do debate de diversidade sexual e de gênero no Serviço Social. No gráfico, destacamos autoras e autores com número superior a dez citações; notamos que as citações aumentaram significativamente após 2019. Cabe considerar que o índice foi calculado considerando as produções dessas autoras que abordam explicitamente as questões LGBTI+. Autoras como Duarte, Cisne, Dos Santos e De Matos têm vasta produção, abordando respectivamente temas como: saúde mental e drogas; divisão sexual do trabalho; ética e direitos humanos; e saúde, que não foram incluídos nesse quantitativo. Faz-se necessário destacar os diversos trabalhos orientados por Maria Lúcia Martinelli, professora da PUC/SP. A produção de Martinelli não reverbera no Gráfico, pois o trabalho explicitamente sobre LGBTI+ não atingia no período da coleta de dados o número de dez citações, publicado em parceria com Thaís Santos (Santos; Martinelli, 2019).

Gráfico 5. Índice de citação de artigos no Google Scholar de pesquisadoras do Serviço Social brasileiro.

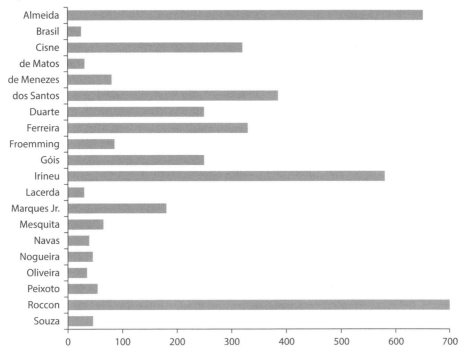

Fonte: dados sistematizados a partir da coleta no Google Scholar (2024).

A centralidade do debate sobre políticas sociais, mundo do trabalho, movimentos sociais e condições de vida da população LGBTI+, presente nos estudos dessas pesquisadoras, tem sido fundamental para o próprio campo da diversidade sexual e de gênero, apresentando, assim, um potencial impacto do Serviço Social nesse campo intrinsecamente interdisciplinar que envolve os estudos de diversidade sexual e diversidade de gênero. Outra tendência que pode ser encontrada na produção de conhecimento sobre o tema no Serviço Social é que, diferentemente de outras áreas que focam a identidade, a nossa profissão busca elaborar teoricamente não apenas a respeito do sujeito, mas também sobre suas experiências com o social, com as políticas públicas ou com as instituições. Nesse caso, há uma tônica na dimensão das relações sociais, de estruturas de dominação (da violência e da vulnerabilidade) e dos processos de organização, resistência e insurgência de sujeitos dominados.

Outro aspecto de destaque está na centralidade do olhar para América Latina e Caribe, posicionando esse campo de saber que, por sua própria história, tende a dedicar sua atenção às experiências liberais estadunidenses e europeias. Desenvolver processos investigativos por meio de câmbios Sul-Sul é hoje, especialmente para o Serviço Social, mas também para os estudos feministas e LGBTI+, algo urgente e necessário como alternativa de constituição de redes de solidariedade latino-americanas e caribenhas.

Dentre as lacunas nas pesquisas sobre diversidade sexual e de gênero, as pesquisas de Xavier (2023) e Gomes (2022) mostram, por ordem, tanto o aumento de produções sobre população trans e travesti quanto a ausência do debate sobre bifobia, bissexualidade e a crítica ao monossexismo. Xavier (2023), interessada em mapear a produção da área sobre transfeminicídio, identificou 33 produções[9] que tematizam a diversidade sexual e de gênero. A partir do seu interesse em particular pelo tema do transfeminicídio, identificou textos sobre as transexualidades e travestilidades em sete revistas qualificadas da área e, conforme o Gráfico 6, identificou também as revistas que publicaram especificamente sobre seu interesse temático.

Gráfico 6. Distribuição do total de produções nos periódicos sobre população transexual e travesti.

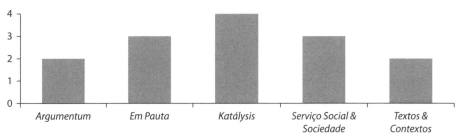

Fonte: extraído de Xavier (2023).

---

9. Xavier (2023) encontrou os seguintes números: na revista *Argumentum* foram encontrados dois trabalhos; *Em Pauta*, 15; na *Katálysis*, seis; na *Revista de Políticas Públicas*, somente uma produção; em *Serviço Social & Sociedade*, três; na *Temporalis* foram encontradas quatro publicações; e na *Textos & Contextos*, dois.

É necessário considerar que, nos periódicos, são reunidas produções realizadas por profissionais e estudantes de pós-graduação da área de Serviço Social. "Entretanto, por mais que hoje em dia esses espaços apareçam nos periódicos, é preciso evidenciar como o debate acerca do que tange às sexualidades e identidades de gênero demoram a chegar na profissão" (Xavier, 2023, p. 42). Retomando aqui o processo histórico de formação do Serviço Social, somos uma profissão que existe há 86 anos no Brasil e que passou por diversas mudanças, embates e rupturas para se constituir como é atualmente, numa direção social e política que se pauta num exercício profissional crítico e na elaboração contínua de novas possibilidades de amadurecer a produção do ponto de vista científico-acadêmico.

O foco de Xavier (2023) foi buscar as produções acerca de transfobia, transfeminicídio e transexualidade. No mapeamento realizado, verificaram-se quatro produções no 15º Congresso Brasileiro de Assistentes Sociais (CBAS), que abordaram especificamente sobre a população trans e travesti; no 16º CBAS, tiveram 16 trabalhos; no 17º CBAS sete e, no 16º ENPESS, quatro. Assim, contabilizando esses números, observa-se que o evento contou com 41 produções que abordam sobre a transexualidade e questões que perpassam a população trans e travesti. Já no estudo de Gomes (2022), que quantificou trabalhos sobre bissexualidade e bifobia em periódicos qualificados da área de Serviço Social, foi identificado um total de 67 trabalhos sobre diversidade sexual nas revistas (Gráfico 7) e nos eventos do Serviço Social[10].

Nos dois congressos, foi apresentado um total de 55 trabalhos sobre diversidade sexual e de gênero. No 15º CBAS, foram identificados 21 trabalhos, em meio a um número expressivo de 1.427 trabalhos apresentados em formato de pôsteres. No entanto, esse número representou apenas 1,5% do total de trabalhos apresentados no evento. No 16º CBAS, houve um aumento de nove trabalhos, totalizando 30 trabalhos sobre diversidade sexual e de gênero, o que representou 1,7% do total de 1.714 trabalhos apresentados no evento.

---

10. Dentre eles, 25 trabalhos foram publicados nos periódicos selecionados, distribuídos da seguinte forma: sete na revista *Temporalis*, dois na revista *Argumentum*, um na revista *Serviço Social & Sociedade*, quatro na revista *Katálysis*, um na revista *Textos & Contextos*, oito na revista *Em Pauta* e dois na *Revista de Políticas Públicas*.

Gráfico 7. Distribuição quantitativa de publicações sobre diversidade sexual em cada periódico.

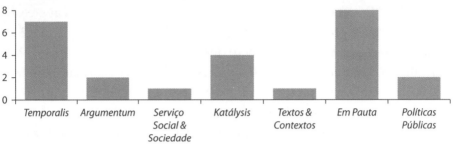

Fonte: extraído de Gomes (2022).

A análise dos dados revela que a produção científica acerca da diversidade sexual e de gênero no Serviço Social encontra-se em processo de transição de uma produção tímida para uma produção mais consolidada. Mesmo que não apresente um número expressivo de produções sobre o tema em periódicos e no CBAS, o debate teórico é crítico e maduro. Essa discussão, como nos lembram Duarte e Fernandes (2023), é constantemente permeada pelo fortalecimento da cultura do conservadorismo na vida cotidiana e nas instituições (Barroco, 2009) ou por determinadas leituras do marxismo, que tendem a relegar as pautas identitárias, interpretando-as como uma individualização e fragmentação da luta de classes.

Nesse sentido, corroboramos com Peixoto (2023) quando afirma que, ao discutirmos em sala de aula os temas inerentes aos corpos, aos gêneros e às sexualidades de pessoas LGBTI+, vemos a urgência de maiores explorações no conjunto da produção teórica do Serviço Social. Afinal, esse debate se apresenta no cotidiano das intervenções profissionais de assistentes sociais de forma latente e desafiadora, não passando mais incólume às discussões no meio profissional, como os campos de estágios, o conjunto de entidades da categoria e estudantis, entre outros espaços que requerem o trabalho de assistentes sociais

Desse modo, cabe considerar que o "processo de revisão da profissão é uma exigência da realidade" (Iamamoto; Carvalho, 2006, p. 385). Nesse mesmo contexto, Yolanda Guerra (2000) argumenta que reconhecer a instrumentalidade no exercício profissional é defender a universalidade de acesso a bens, serviços, direitos sociais e humanos, políticas públicas e democracia.

5.2 Trabalho profissional e estágio supervisionado

As dimensões do trabalho profissional de assistentes sociais — ético-política, teórico-metodológica e técnico-operativa — são, como sabemos, indissociáveis, de modo que sua separação só atende a uma necessidade pedagógica com o intuito de entendimento e valorização de cada uma dessas dimensões, cujo adensamento é essencial para a intervenção profissional. Por esse motivo, entendemos que essa terceira dimensão reflete totalmente aquilo que já anunciamos quanto à direção ética e política e às opções teóricas e metodológicas da profissão no decorrer do percurso histórico naquilo que diz respeito à diversidade sexual e de gênero, não sendo nosso interesse neste momento, por exemplo, estabelecer proposições de uma instrumentalidade *em particular* para atendimento das necessidades humanas de pessoas LGBTI+, já que cabe a essa população a intervenção que cabe a todos os usuários dos espaços sócio-ocupacionais que ocuparmos.

> Pela instrumentalidade da profissão, pela condição e capacidade de o Serviço Social operar transformações, alterações nos objetos e nas condições (meios e instrumentos), visando alcançar seus objetivos, vão passando elementos progressistas, emancipatórios, próprios da razão dialética. Pressionando a profissão, tais forças progressistas (internas e externas) permitem que a profissão reveja seus fundamentos e suas legitimidades, questione sua funcionalidade e instrumentalidade, o que permite uma ampliação das bases sobre as quais a instrumentalidade se desenvolve (Guerra, 2000, p. 14).

É certo dizer, por isso, que as opções éticas, políticas, teóricas e metodológicas que fizermos ao longo da nossa trajetória de trabalho deságuam no atendimento direto que desenhamos, seja naquele socioassistencial envolvendo indivíduos, grupos e famílias, seja na gestão e no planejamento do trabalho, na elaboração de programas, planos e projetos, nas ações socioeducativas, na mobilização e no controle social etc. Por outro lado, se sujeitos

LGBTI+ não necessitam de instrumentos e técnicas particulares para terem suas demandas respondidas pelo Serviço Social, eles possuem determinadas demandas que os particularizam dentro do conjunto da sociedade, para além daquelas que caracterizam o ser humano genérico e que eventualmente eles também possuam dificuldade de atendimento, justamente pela falta de formação sobre gênero e sexualidade nos serviços das diferentes políticas sociais. Em outras palavras, há necessidades particulares e genéricas que precisam, ambas, de um atendimento qualificado.

Pensando nisso e inspirados pela síntese produzida por Rocon, Sodré e Duarte (2018), que construíram um quadro com um conjunto de possibilidades de atuação de assistentes sociais junto ao processo transexualizador brasileiro, elaboramos um quadro indicando possibilidades de intervenção profissional em direção a situações particularizadas pela questão da diversidade sexual e de gênero, em diferentes políticas sociais. O quadro tem por base os cinco volumes da série de cartilhas *Trabalho e projeto profissional nas políticas sociais*, do Conselho Federal de Serviço Social, que discutem a atuação de assistentes sociais na assistência social, na saúde, na educação, no sociojurídico e na política urbana. Sabemos que outras áreas profissionais ficaram de fora — como a previdência social, as políticas de trabalho, geração de emprego e renda e inclusão produtiva, meio ambiente, cultura etc. —, mas entendemos que diversas possibilidades a seguir mencionadas são transversais e podem contribuir independentemente do espaço sócio-ocupacional em que se atua.

Quadro 5. Possibilidades de intervenção em relação à diversidade sexual e de gênero.

CFESS. *Parâmetros para atuação de assistentes sociais na política de assistência social.* Brasília: CFESS, 2011. v. 1.	
Ações socioassistenciais, gerenciamento e execução de bens e serviços	Conhecimento de serviços de acolhimento (abrigos, albergues) com vagas para pessoas LGBTI+. Orientação de pessoas LGBTI+ sobre bens/serviços disponíveis.
Intervenção com movimentos sociais	Socialização de informações junto a movimentos LGBTI+ e de mulheres. Construção de referência/contrarreferência com essas organizações.

CONTINUA...

QUADRO 5. CONTINUAÇÃO

Ações socioeducativas	Atividades formativas sobre gênero e sexualidade com equipes da assistência social. Elaboração de cartilhas e campanhas para usuários dos serviços.
Inserção em espaços de controle social	Tematização de questões envolvendo gênero e sexualidade em conferências, conselhos e fóruns de assistência social. Busca ativa de pessoas LGBTI+ para comporem espaços.
Estudos e pesquisas	Inclusão dos quesitos identidade de gênero e orientação sexual em fichas de cadastramento de usuários para monitoramento de demandas particulares.
CFESS. *Parâmetros para atuação de assistentes sociais na política de saúde*. Brasília: CFESS, 2010. v. 2.	
Ações socioassistenciais	Atendimento de situações envolvendo violência LGBTIfóbica na família ou na comunidade. Orientação sobre o acesso ao processo transexualizador no SUS.
Ações de articulação com a equipe de saúde	Regulação para encaminhamento aos ambulatórios trans. Discussão de caso de pessoas LGBTI+ atendidas a partir de perspectiva antidiscriminatória.
Ações socioeducativas	Oferta de educação permanente para a equipe sobre gênero e sexualidade. Campanhas de sensibilização em salas de espera e voltadas para usuários.
Mobilização, participação e controle social	Facilitação de acesso de pessoas LGBTI+ aos espaços coletivos e busca ativa dessa população nos territórios adstritos. Fortalecimento de organizações LGBTI+.
Investigação, planejamento e gestão	Construção de linha de cuidado para pessoas LGBTI+. Ações de vigilância e elaboração do perfil epidemiológico de pessoas dessa população.
Assessoria, qualificação e formação profissional	Assessoria a movimentos sociais de gênero e sexualidade. Inclusão da pauta na residência multiprofissional e no estágio supervisionado. Participação em cursos.
CFESS. *Subsídios para a atuação de assistentes sociais na política de educação*. Brasília: CFESS, 2013. v. 3.	
Atendimento e acompanhamento de indivíduos e familiares	Acompanhamento das demandas de jovens LGBTI+ no ambiente escolar e na relação com suas famílias. Discussão dessas demandas em reuniões de rede/redinha.
Intervenção coletiva junto a movimentos sociais	Articulação com movimentos sociais de gênero e sexualidade para a construção de espaços formativos ou de interlocução com as necessidades de estudantes LGBTI+.

CONTINUA...

QUADRO 5. CONTINUAÇÃO

Pesquisas e estudos	Produção de pesquisas diversas sobre violência contra LGBTI+ na universidade ou escola. Contribuição em subsídios para cotas trans e políticas de acesso/permanência.
Controle social e participação popular	Discussão e mobilização junto a coletivos LGBTI+ da escola/universidade para participação em espaços de tomada de decisão e levantamento de necessidades.
Ações socioeducativas	Elaboração de materiais pedagógicos e espaços de educação permanente sobre gênero e sexualidade desde uma perspectiva crítica e fundamentalmente histórico-social.
Gestão, planejamento e execução direta de bens e serviços	Construção de fluxos envolvendo acolhimento de denúncias de violência e assédio contra LGBTI+. Planejamento de ações afirmativas no tocante a vagas/bolsas.
CFESS. *Atuação de assistentes sociais no sociojurídico*: **subsídios para reflexão. Brasília: CFESS, 2014. v. 4.**	
Avaliações, estudos, laudos e perícias sociais	Elaboração de produção técnica qualificada em relação ao conteúdo de gênero e sexualidade. Entendimento das demandas particulares de pessoas LGBTI+.
Atendimento individual e coletivo, acompanhamento social e orientação ao público	Acompanhamento de candidaturas LGBTI+ para adoção numa perspectiva antidiscriminatória. Debate da diversidade sexual e de gênero em situações familiares.
Assessoria técnica à magistratura, direções e grupos internos e emissão de opiniões técnicas	Instrução de chefias ou colegas servidores sobre demandas de pessoas LGBTI+ ou conhecimentos específicos envolvendo a questão de gênero/sexualidade.
Assessoria técnica, avaliação e fiscalização de instituições sociais	Construção de subsídios para inclusão dos quesitos identidade de gênero e orientação sexual em fichas de cadastro. Discussão sobre pessoas LGBTI+ acompanhadas.
Pesquisas, estudos, programas e projetos	Investimento em programas direcionados a usuários ou servidores LGBTI+ no judiciário ou serviços policiais/prisionais. Coleta de informação sobre LGBTI+ atendidos.
Formação continuada da equipe	Participação e organização de reuniões, seminários, cursos, congressos, capacitações e eventos internos/externos envolvendo a questão da diversidade sexual e de gênero.
Triagem, acolhimento e cadastro de pessoas privadas de liberdade	Produção de dados envolvendo pessoas LGBTI+ nas prisões. Caracterização das necessidades dessa população em termos de tratamento penal e construção de fluxos.

CONTINUA...

QUADRO 5. CONTINUAÇÃO

Articulação em rede	Orientação e encaminhamento para retificação do registro civil de pessoas trans junto aos cartórios. Articulação do sistema de garantia de direitos para sujeitos LGBTI+.
\multicolumn{2}{l	}{CFESS. *Atuação de assistentes sociais na política urbana*: subsídios para reflexão. Brasília: CFESS, 2016.}
Ações de organização e mobilização popular	Levantamento de informações e construção de perfis para coletivos LGBTI+ demandarem ações de empregabilidade, geração de renda, moradia e trabalho.
Assessoria, supervisão e formação	Estímulo à apreensão dos instrumentos jurídicos e urbanísticos em relação a sujeitos LGBTI+ atendidos. Fomento à formação continuada sobre gênero e sexualidade.
Planejamento, gestão e coordenação	Subsídio da equipe de trabalho com informações sobre usuários e sobre movimentos sociais LGBTI+ que possuem relação com a política urbana.
Ações socioeducativas	Debate e problematização, com os segmentos sociais, das diferentes configurações familiares e a necessidade de inclusão de sujeitos LGBTI+ nas políticas urbanas.

Fonte: dados sistematizados pelos autores (2024).

Um ponto crucial para a formação em Serviço Social é o estágio supervisionado, em que a relação entre teoria e prática se torna central. Essa experiência pedagógica na supervisão de estágio, baseada nos princípios das Diretrizes Curriculares (ABEPSS, 1996) e da Política Nacional de Estágio (ABEPSS, 2010), possui um potencial crítico que deve ser cultivado tanto nas instituições de ensino superior quanto nos locais de estágio. No entanto, conforme Santos e Abreu (2011) destacam, o estágio enfrenta desafios devido à lógica mercantil que precariza as condições de trabalho das supervisoras de campo e agrava as expressões da questão social, além de não garantir as condições ideais para a supervisão acadêmica e de campo. A proliferação descontrolada de cursos de Serviço Social, muitos sem prezar pela qualidade, resulta em diversos problemas no estágio, como a sobrecarga de estudantes por supervisor, a utilização indiscriminada de extensão e pesquisa como campo de estágio, a redução da carga horária de estágio, a falta de vagas em campos qualificados e a ocupação irregular de vagas por estudantes, entre outros (Santos; Abreu, 2011).

Como nos alerta Coelho e De Paula (2019), torna-se fundamental a reflexão acerca da dimensão pedagógica do estágio supervisionado, como forma de combater possíveis práticas sedimentadas. Além disso, é essencial considerar os desafios atuais no contexto do estágio supervisionado, em que estudantes de Serviço Social, como observam Santos e Abreu (2011), ainda enfrentam dificuldades diversas: (i) para conseguir campo de estágio; (ii) na dimensão da aprendizagem, a partir da redução das horas no campo em virtude de um aumento no número de estagiárias nas instituições; (ii) falta de garantia da qualidade dos serviços oferecidos às usuárias e para a formação de estudantes. É inegável que o estágio supervisionado na formação de assistentes sociais é um elemento curricular imprescindível, repleto de oportunidades para promover práticas pedagógicas que enfatizem a aplicação prática do conhecimento teórico em situações concretas.

Quando nos remetemos diretamente a experiências de estágio e sua potencial correlação com as demandas LGBTI+, sejam elas relacionadas a qualquer área de intervenção (saúde, assistência social, educação, sociojurídico etc.), temos um espaço frutífero para compreender a relação entre teoria e prática, e para desvendar a aparência para alcançar o conhecimento da realidade concreta. Nesse processo, a consciência desempenha um papel crucial ao interagir dialeticamente, com o objetivo "[...] de capturar as mediações que conectam os complexos sociais constitutivos e constituintes da totalidade do ser social e supera, no plano do pensamento, a imediaticidade" (Coelho, 2010, p. 23).

No cotidiano do trabalho das assistentes sociais, é fundamental ter uma compreensão profunda e abrangente da sociedade em toda a sua complexidade. Isso implica entender como a sociedade funciona, especialmente o papel desempenhado pela profissão na divisão do trabalho e nas relações sociais dentro do contexto do sistema capitalista, considerando suas particularidades ao longo da história. A formação profissional das assistentes sociais, guiada por uma perspectiva crítica, visa capacitar profissionais capazes de identificar e analisar as contradições inerentes ao modo como a sociedade capitalista se reproduz e se mantém. Isso envolve desnaturalizar e desmistificar as relações sociais, que são construídas por indivíduos sociais e estão sujeitas a mudanças constantes. Concordando com Coelho (2013), é essencial construirmos uma proposta pedagógica que busque transcender o imediatismo e as demandas fragmentadas, por meio da elaboração de mediações que permitam a análise estrutural da sociedade burguesa e das características específicas da cultura brasileira, nesse caso, eminentemente colonial, burguesa, racista e heterocissexista, com efeitos drásticos na vida cotidiana da classe trabalhadora.

Uma indicação a se considerar, especialmente para docentes e supervisoras de estágio, envolve o nosso compromisso em descolonizar nossas práticas, o que, no caso de gênero, raça, etnia, sexualidade e nacionalidade, envolve deslocar "certas categorias ocidentais e seus binarismos estruturantes" (Pelúcio, 2012, p. 404), que resultam na reprodução de um discurso "orientalista, racista e colonialista" (Pelúcio, 2012, p. 404), que reproduz saberes de ciência canônica, centrada em um sujeito universal (branco, cis-heterossexual e burguês) completamente antagônico às pessoas que o Serviço Social atende nas políticas sociais.

Assim, o campo de estágio é um ambiente privilegiado onde as estagiárias estão imersas na prática profissional diária, buscando compreender e desvendar a realidade e suas manifestações superficiais. Mas é no estágio também que podemos encontrar um vasto terreno para disseminar o enfrentamento às práticas hierarquizantes e aos discursos que se disfarçam de "competentes" para dificultar o acesso a direitos às pessoas interpeladas pelas dissidências sexuais e de gênero.

> Sabemos que é o discurso do especialista, proferido de um ponto determinado da hierarquia organizacional. Sabemos também que haverá tantos discursos competentes quantos lugares hierárquicos autorizados a falar e a transmitir ordens aos degraus inferiores e aos demais pontos da hierarquia que lhe forem paritários. Sabemos também que é um discurso que não se inspira em ideias e valores, mas na suposta realidade dos fatos e na suposta eficácia dos meios de ação. Enfim, também sabemos que se trata de um discurso instituído [...], como conhecimento instituído, *tem o papel de dissimular sob a capa de cientificidade a existência real da dominação* (Chaui, 2007, p. 23, grifos nossos).

Nesse sentido, o ensino está intimamente ligado à pesquisa e à extensão, logo, o processo de ensino e aprendizagem não pode se limitar a uma prática individualizada, mas deve ser uma construção coletiva e contínua do conhecimento da realidade (Coelho; De Paula, 2019). Na indissociabilidade entre ensino, pesquisa e extensão, o espaço do estágio supervisionado pode oferecer situações em que as estudantes procurem construir mediações que as aproximem da compreensão da totalidade do ser social. Como nos aponta Iamamoto (2007, p. 452), a produção do conhecimento também deve "subsidiar a formulação de políticas sociais alternativas aos dogmas oficiais", estreitar e retroalimentar a atuação das lutas sociais travadas pelos sujeitos coletivos, "assim como [promover] a consolidação de propostas profissionais que fortaleçam a ruptura com o conservadorismo e afirmem o compromisso com o trabalho, os direitos e a democracia".

Atividades complementares

EXERCÍCIOS E TEXTOS DE APOIO

Objetivo: refletir sobre a contribuição teórica do Serviço Social aos estudos de gênero e sexualidade e para uma intervenção profissional qualificada com pessoas LGBTI+ no Brasil.

Exercício 1

É um ato de agressão. Não é um livro, é uma banana — a Lori Lamby — que eu estou dando aos editores, ao mercado editorial. Porque durante quarenta anos eu trabalhei a sério, tive um excesso de seriedade, de lucidez, e não aconteceu absolutamente nada. Agora, eu acho que as pessoas precisam ser acordadas. É muito importante, se a pessoa tá dormindo muito tempo, você, de repente, faz uma ação vigorosa para que a pessoa se levante [...]. As pessoas acham Lori Lamby absolutamente repugnante e eu acho que era exatamente isso que eu quis fazer [...]. Parece que a santa levantou a saia e eles [os críticos] não estão aceitando [...], agora, eu acho que a verdadeira natureza do obsceno é a vontade de converter. O Henry Miller já dizia: "eu quero luz e castidade". Porque, de uma certa forma, se você for consideravelmente repugnante, você faz com que o outro comece a querer a nostalgia da santidade. (Entrevista de Hilda Hilst concedida à TV Cultura, 1990. Disponível em: https://www.youtube.com/watch?v=5yeFhO4G2OQ. Acesso em: 22 out. 2024).

O que é paixão? O que é sombra? eu mesmo te pergunto e eu mesmo te respondo: Hillé, paixão é a grossa artéria jorrando volúpia e ilusão, é a boca que pronuncia o mundo, púrpura sobre a tua camada de emoções, escarlate sobre a tua vida, paixão é esse aberto do teu peito, e também seu deserto. E sombra, Hillé, é nosso passo, nossa desesperançada subida (Hilda Hilst, *A obscena Senhora D*. São Paulo: Publifolha, 1982. p. 83).

O recente episódio da censura à exposição "Queermuseu — Cartografias da diferença na arte brasileira", que tinha como objetivo valorizar a diversidade sexual por meio de temáticas LGBT, aponta para a relação tensa entre a "moralidade", as artes e o mercado. Alocada no Santander Cultural, em Porto Alegre, a mostra foi encerrada após protestos de alguns grupos, notoriamente ligados ao MBL, que consideravam que havia ali incitação à pedofilia, à zoofilia e atentado à moral cristã. Frente a tais disputas, convém pensar: existirá um limite para a transgressão nas artes? A ideia do "obsceno sim", do "tudo dizer" nas artes, parece ser fundamental para se pensar a criação artística em um "Estado livre" e a abordagem dos artistas de temas que nos frequentam histórica e, por que não dizer, existencialmente. Se a obscenidade está relacionada à exposição do que deveria permanecer à sombra, qual será o limite suportável desse "dar a ver"? Qual a fronteira entre o "obsceno sim" e o "repressor não"? (Aline Leal, O obsceno sim de Hilda Hilst. *Blog da Companhia das Letras*, São Paulo, 2017. Disponível em: https://www.companhiadasletras.com.br/BlogPost/3572/o-obsceno-sim-de-hilda-hilst?srsltid=AfmBOoocl71FCoiJy0TsldXiDvEbJsEtDoujCIOLB9KJqEBSi2i1uCqu. Acesso em: 22 out. 2024.).

Para refletir em grupo

Anteriormente, há três textos de apoio que dizem respeito à escritora brasileira Hilda Hilst. O primeiro é o trecho de uma entrevista concedida por ela, em 1990, à TV Cultura, por ocasião do lançamento de seu livro intitulado *O caderno rosa de Lori Lamby* (Rio de Janeiro: Globo, 1989). Em seguida, vemos um trecho do livro *A obscena Senhora D.*, da mesma autora. Por último, lemos o trecho de um texto de opinião intitulado "O obsceno sim de Hilda Hilst", de autoria de Aline Leal para o *blog* da Companhia das Letras.

Hilda ficou conhecida por escrever obras que tematizam o desejo, o sexo e o obsceno, mencionando, na entrevista anterior, querer se tornar uma das maiores pornógrafas do país. Os textos nos fazem refletir sobre o lugar do obsceno e a função transgressora da arte (nesse caso, da literatura), que é considerada de qualidade pela escritora quando mobiliza sentimentos (nem sempre bons e nobres). Pensando nisso, reflita em grupo sobre as seguintes questões: (i) como uma perspectiva teórica radicalizada, crítica e revolucionária do gênero e da sexualidade contribui para a intervenção profissional? (ii) Que elementos teóricos e metodológicos deve-se utilizar diante de situações que possamos considerar grotescas, repugnantes ou que entrem em contraste com nossos valores pessoais/profissionais? (iii) É possível afirmar direitos a sujeitos que demandam nossa intervenção, quando os consideramos obscenos ou repugnantes?

Exercício 2

Ouça a música "Etérea" (2019), composta por Criolo (disponível em: https://www.youtube.com/watch?v=anBTZLoWhJg) a partir de diferentes acessos do cantor a histórias e notícias de pessoas LGBTI+ que experimentaram a violência. A obra reflete um conhecimento que o artista obteve por meio da experiência, da sua vida cotidiana.

Para refletir em grupo

Pesquise outras obras musicais que tematizam a questão da diversidade sexual e de gênero, e tente observar em grupo o conhecimento que foi necessário obter para a produção da música.

Exercício 3

Essa dinâmica pode ser denominada "árvore de gênero". Previamente, desenha-se uma árvore em papel tipo *flipchart* (em tamanho grande, em torno de um metro de altura) e fixa-se o papel na parede. É pedido para que se formem pequenos grupos, distribuindo entre eles um roteiro de questões. Solicita-se que as pessoas discutam e anotem os resultados da discussão em cartelas.

Para refletir em grupo

O roteiro a ser debatido e respondido é este: (i) quais são os valores e as atitudes da nossa cultura com relação aos homens e às mulheres? (ii) Quais as instituições e as práticas que constroem e perpetuam esses valores e atitudes? (iii) Quais são as consequências práticas na vida de mulheres e homens, decorrentes desses valores e atitudes das práticas sociais e das ações institucionais que identificamos anteriormente?

Cada grupo deverá apresentar o resultado de seu trabalho do seguinte modo, justificando as suas opiniões: (i) respostas à questão I são fixadas nas raízes da árvore; (ii) respostas à questão II são fixadas no tronco; (iii) respostas à questão III são fixadas na copa da árvore. Comenta-se o resultado geral do trabalho e faz-se uma exposição sobre o tema. É fundamental acentuar o aspecto dinâmico dessas relações, trabalhando as mudanças sócio-históricas e a inter-relação dos níveis em todas as direções. Pode-se pedir às pessoas com função de mediação que indiquem em qual lugar da "árvore" (raízes-valores, tronco-instituições, copa-práticas) se localizam as ações pensadas pelo espaço institucional em que a atividade está sendo promovida.

Exercício 4

Para essa dinâmica envolvendo estudos de caso, devem-se formar grupos e distribuir para cada um as situações a seguir. Cada grupo deverá se posicionar com relação a cada uma das situações, a partir de uma pergunta simples.

Mariana e Gustavo são colegas em um setor onde trabalham. Certa vez, Gustavo sugeriu que Mariana não conseguiria carregar algumas caixas com material de escritório porque ela era mulher e não possuía força. Não era a primeira vez que isso acontecia: outro dia, Gustavo tentou convencer Mariana de que ela estava errada sobre um cálculo matemático, argumentando que mulheres possuem menos raciocínio lógico. Mariana levou a situação ao chefe dos dois. Como o grupo resolveria a questão, se estivesse no lugar da chefia?

João e Renato são namorados e estavam sentados no bar da universidade. Enquanto namoravam de mãos dadas e trocavam alguns "selinhos", Alberto levantou e começou a gritar que não era obrigado a ver "duas maricas" se beijarem em público. Renato ameaçou chamar a polícia, mas Alberto foi mais rápido e, ao ver a gerente do bar, disse que estava sendo vítima de heterofobia, já que agora "os *gays* querem empurrar suas sexualidades goela abaixo". O que vocês acham dessa situação?

Aline é usuária de uma unidade de saúde e, enquanto aguardava atendimento, decidiu ir ao banheiro. Ao tentar usar o banheiro feminino, foi interpelada pelo segurança que disse que ela deveria se dirigir ao banheiro masculino, atendendo ao aviso de sua colega que trabalha na recepção da unidade de saúde e viu o RG de Aline. Aline retrucou, dizendo que ela era uma travesti, ao que o segurança perguntou se ela tinha um pênis ou uma vagina. Imaginem que vocês estejam passando pela sala de espera nesse momento; o que fariam?

Bruno voltou da escola onde havia se matriculado com um bilhete direcionado ao seu avô, Carlos, que havia se tornado seu cuidador. No bilhete, a orientadora pedagógica explicava que precisava marcar uma reunião com o tutor de Bruno, uma vez que tinha "questões de sexualidade" a serem tratadas. Carlos foi no dia seguinte à escola e ouviu da orientadora pedagógica que seu neto estava sendo acusado pelos colegas de ser "bichinha", e que a "opção sexual" dele poderia ser tratada. Carlos achou aquilo um absurdo e pediu apoio do setor psicossocial da escola, que conta com uma psicóloga e uma assistente social na equipe. Qual vocês acham que seria a melhor conduta dessa dupla profissional diante da situação?

Humberto é um homem transexual que está na fila do SUS para acessar os hormônios que lhe foram prescritos. No atendimento com a assistente social, esta lhe perguntou sobre sua família e Humberto disse que era casado com Jéferson. Maria, a assistente social, disse que "não entendia como ele poderia ser casado com outro homem e querer ao mesmo tempo ser um homem", sugerindo que ele poderia viver como mulher, já que seu desejo era por homens. Você acompanha o atendimento, pois exerce seu estágio curricular obrigatório naquele setor; o que você pensa sobre a situação?

Cecília e Tatiana são namoradas e militam juntas no movimento estudantil da universidade onde estudam. Ao concorrerem em uma chapa para o diretório acadêmico junto a mais estudantes, ouviram de um aluno, em um encontro de apresentação das chapas, que "ele não era obrigado a ser representado por sapatão". Ninguém da chapa em que elas participavam fez menção de defendê-las e, depois da atividade, aconselharam que elas se retirassem do certame. Que caminhos institucionais Cecília e Tatiana podem percorrer que respondam a essa violência experienciada por elas?

Giovana é uma mulher trans e intersexo. Namorava um homem envolvido com o tráfico local do bairro e, certo dia, foi surpreendida por uma batida policial que acabou levando-a detida. Como possuía o registro civil retificado, foi para uma prisão feminina. Por ser uma pessoa intersexo, a direção do estabelecimento exigiu que ela se submetesse a exames médicos (sem seu consentimento) e colocou a presa em um espaço de solitária com medo de estar infringindo alguma lei. Ela entrou em um quadro de depressão e em determinado momento tentou suicídio, cortando os pulsos com um caco de azulejo. Como o Serviço Social desse estabelecimento deve lidar com a situação?

Para refletir em grupo

Os grupos devem apresentar e debater suas posições caso a caso; como todos os casos não são iguais, é importante possibilitar que todas as pessoas expressem suas opiniões sobre todas as situações analisadas, caso discordem do seu subgrupo. Após o debate, problematizem as posições dos grupos em relação aos casos para checar se houve situações de violações de direitos presentes nas falas ou se haveria possibilidades de intervenção não mencionadas pelos grupos.

Dicas culturais

LIVROS

Série "Assistente social no combate ao preconceito"
Coleção de livros. Organização do Conselho Federal de Serviço Social.

A série tem o intuito de orientar e estimular assistentes sociais a uma compreensão crítica das variadas situações de preconceito que podem permear as ações cotidianas do exercício profissional, provocando a categoria a refletir sobre sua responsabilidade ética na defesa do projeto ético-político e dos princípios do Código de Ética.

Disponível em: https://www.cfess.org.br/visualizar/livros. Acesso em: 22 out. 2024.

VÍDEOS

Nome social: cidadania e respeito
Vídeo. UNA-SUS UERJ, 2015. (6min7s).

Obra de ficção produzida para o curso de Política Nacional de Saúde Integral LGBT (UNA-SUS UERJ), baseada em experiências reais ocorridas nas unidades de saúde do SUS. A obra pretende ilustrar situações cotidianas, a fim de motivar os profissionais do SUS quanto à reflexão de suas práticas.

Disponível em: https://www.youtube.com/watch?v=f4aphXF4Sn8. Acesso em: 22 out. 2024.

ONU Livres & Iguais: a lição
Vídeo. Organização das Nações Unidas, 2017. (1h47min).

Todos os dias, crianças LGBTI+ e outras que desafiam os estereótipos de gênero sofrem *bullying* nas escolas, em casa e em suas comunidades. O *bullying* pode tomar muitas formas — da provocação e dos xingamentos à violência brutal.

Disponível em: https://www.youtube.com/watch?v=gniErZlyzbA. Acesso em: 22 out. 2024.

CARTILHA

Agora que me vejo como trans. Guia de possibilidades e serviços no RJ
Cartilha. Organização de Guilherme Almeida, Silvana Marinho, Márcia Brasil, Daniela Murta e Márcia Viana. Salvador: Devires, 2020.

Essa é uma cartilha que pode servir de inspiração para que pessoas de outros estados possam criar algo similar e apontar a rede de atendimento à população trans, com limites e possibilidades. A publicação parte de uma questão: a partir de uma identidade trans, onde buscar suporte e apoio? Importante ressaltar que o texto não pretende dizer como uma pessoa trans deve agir, o que deve fazer, nem ser um guia de conduta, mas apresenta possibilidades.

Disponível em: https://editoradevires.com.br/2020/08/02/agora-que-me-vejo-como-trans-guia-de-possibilidades-e-servicos-no-rj/. Acesso em: 22 out. 2024.

PODCAST

Como o estigma leva à discriminação e preconceitos em relação ao HIV
Podcast. Associação Brasileira Interdisciplinar de Aids, 2021. (1h7min).

Esse primeiro episódio é uma entrevista com o desembargador federal Roger Raupp Rios, um dos grandes pesquisadores na área de direitos humanos, direitos fundamentais, direito da antidiscriminação, direitos sexuais e direito à saúde do nosso país, para falar sobre o estigma, e como ele leva à discriminação e aos preconceitos em relação ao HIV.

Disponível em: https://www.youtube.com/watch?v=PMw0NbeKJKA. Acesso em: 22 out. 2024.

Considerações finais

Desafios atuais para materialização do projeto ético-político profissional do Serviço Social

Uma das características fundamentais da profissão na contemporaneidade consiste, justamente, na opção em romper com as práticas conservadoras. Para isso, é necessário defender a democracia e se comprometer com a construção de um projeto de cidadania sem preconceitos ou discriminações no fazer profissional, viabilizando conquistas legais (Froemming, 2007). O compromisso com a democracia e com a cidadania implica, para Froemming (2007, p. 105), "uma profunda análise das relações sociais estabelecidas, no âmbito institucional, no âmbito das políticas sociais e da relação destas com o cotidiano dos sujeitos e com nossos limites e possibilidades no trabalho social".

Daí que surge, também, a necessidade de perceber a sexualidade e o gênero como chaves de leitura para apreensão das principais categorias do método dialético-crítico: (i) a categoria da *historicidade* como dispositivo que permite compreender a sexualidade e o gênero desde uma perspectiva histórica e social, bem como entendê-los a partir dos aparatos legais, científicos, morais, médicos etc. que recaem sobre essas questões. Isso implica tratar gênero e sexualidade como processo e como devir; (ii) a *contradição* que torna a questão da diversidade sexual e de gênero um campo de disputas e de paradoxos, constituindo unidades de contrários no Brasil desde sua emergência como colônia até a contemporaneidade; (iii) a *totalidade*, como o entendimento de que uma parte dessa realidade faz parte de um todo, sendo que a construção da sexualidade e do gênero decorre da articulação de determinantes sociais, psíquicos, biológicos e culturais que fazem parte da existência de todas as pessoas; (iv) o *cotidiano*, sendo possível percebê-lo como espaço, por excelência, da reiteração de preconceitos e do conservadorismo, de modo que é possível perceber a tendência da estrutura da vida cotidiana em tratar as questões de gênero e sexualidade desde um pensamento comum, reiterado, ultrageneralizador e imediatista; (v) e a *mediação*, pela qual é possível objetivar a prática, de forma a trazer, para o plano teórico, as categorias que explicam a realidade de pessoas LGBTI+, devolvendo para a sociedade respostas a essa objetividade concreta, e buscando sintetizar a parte e o todo.

A questão da diversidade sexual e de gênero, quando ingressa nos diferentes espaços sócio-ocupacionais que atendem, de alguma forma e em alguma medida, às necessidades humanas e às demandas sociais das dissidências sexuais e de gênero, parece clarificar limites e impossibilidades também desses espaços para o devido atendimento a essas demandas. Fica demonstrado, assim, que as formas sociais de preconceito e discriminação estão no conjunto da sociedade, e refletem nas instituições e no trabalho profissional — onde se inscreve também o Serviço Social. Respostas ineficientes, preconceituosas, discriminatórias e descompromissadas por parte de equipes multiprofissionais vêm demonstrando, ao longo do tempo, a necessidade de uma formação profissional qualificada e de espaços de educação permanente, voltados para o devido entendimento e trato teórico das questões de gênero e sexualidade, o que justifica esta obra e espelha sua motivação.

É essencial, portanto, reconhecer e valorizar a importância do estudo sobre gênero e sexualidade para a formação acadêmica e qualificação da intervenção no âmbito do Serviço Social. Uma profissão que se compromete em defender os direitos humanos, ampliar e consolidar a cidadania, não pode se furtar desse debate. O Serviço Social tem compromisso com o aprofundamento da democracia, por isso tem se empenhado, historicamente, com a eliminação de todas as formas de preconceito, colocando-se a favor da equidade e da justiça social (Brasil, 2012). Nesse aspecto, evidencia-se que as questões pertinentes à população LGBTI+ são ainda desconhecidas ou pouco compreendidas por uma parcela significativa de assistentes sociais.

Os escritos sobre a questão da diversidade sexual e de gênero na área são ainda limitados, especialmente aqueles dedicados a aprofundar conexões com o pensamento marxista. A urgente incorporação do debate racial,[1] assumido nos últimos anos pela profissão, também se faz em nossos debates, pois ainda que assumam a lente interseccional, carecem articular categorias, como branquitude à cisgeneridade, por exemplo. Além disso, enfrentamos desafios importantes no modo como as leituras de intelectuais e ativistas que discutem gênero e sexualidade são percebidos pelo pensamento materialista e histórico, o que justifica também a intenção desta obra em evidenciar algumas das polêmicas encontradas na nossa área em torno da questão.

Esses desafios são particularmente expressivos em um momento histórico de avanço do conservadorismo, hoje mais fortalecido e estruturado, identificado em todo o conjunto da sociedade brasileira e, certamente por isso, no interior da nossa profissão. Apesar de entendermos que o conservadorismo sempre "esteve aí" (ou seja, ele nunca desapareceu, tampouco há nele uma "essência" nova, embora seja sempre reapresentado como novidade em forma de novas roupagens), há na atualidade questões que o particularizam na cena histórica e que procuramos apontar ao longo do texto, a partir das batalhas morais expressas ao longo dos últimos anos.

Essas questões apontam, desde a nossa perspectiva, para diferentes crises: a do modo de produção capitalista, que cada vez mais aprofunda e acirra as desigualdades sociais, elevando sempre, em níveis cada vez maiores, os padrões de desumanização que consideramos ser capazes de suportar; a crise de representação política, com o fortalecimento da agenda política de direita e de extrema-direita, e a fragilização dos movimentos representativos das classes e grupos subalternos, dificultando seus processos organizativos em torno de suas demandas (quiçá que possam, inclusive, perceber as suas demandas, já que os interesses das classes dominantes são ideologicamente

---

1. Marques Júnior (2011; 2017) tem alertado, de maneira consistente, para a ausência da articulação entre raça e sexualidade nos estudos brasileiros sobre homossexualidade masculina, e sobre a necessidade de incorporação do debate a respeito de ações afirmativas na profissão.

vendidos como se seus fossem); e de identidade, na medida em que convivemos entre aqueles processos sociais de globalização que parecem desmanchar certas fronteiras e aqueles que nos empurram para "soluções" individualistas, como se as identidades fossem projetos individuais, assim como a produção subjetiva dos sujeitos.

Evidentemente, essas determinações são aprofundadas em países que privilegiaram, nas últimas décadas, a doutrina neoliberal, isto é, onde o pensamento conservador possui mais força e expressão. Por isso, a violência contra as dissidências sexuais e de gênero possui nesses países mais tônica.

Paradoxalmente, o neoliberalismo e o próprio modo de produção capitalista, como pudemos observar ao longo deste livro, convivem bem com uma agenda de absoluta liberalização individualizante das questões da diversidade sexual e de gênero — que, pelo acentuar dos debates públicos identitários, apaga ou relega para segundo plano as formas de desigualdade mais materiais (globalmente de tipo classista). A ideologia neoliberal, assim, estabelece bons acordos com políticas homonacionalistas e de *pinkwashing*, esvaziando as necessidades de redistribuição em prol da agenda do reconhecimento que não altera as estruturas de classe (Fraser, 2006).

No Brasil, não à toa, a agenda de gênero e sexualidade tem sido privilegiada como objeto de investimento dos conservadores, no sentido de que o corpo, o gênero e a sexualidade dos sujeitos sejam cada vez mais bem controlados e reprimidos. Movimentos são visíveis nos debates contemporâneos sobre a criminalização do aborto, na valorização do "nascituro", na desvalorização da vida da mulher, na retirada da transversalidade de gênero nas escolas em diversos cenários, municipais e estaduais. Basta lembrar-nos do congelamento de pautas, como aquela que propõe uma lei de identidade de gênero, nos projetos de "escola sem partido", na busca por punições da chamada "ideologia de gênero", para que o projeto conservador, centrado em uma ofensiva antigênero, fique visível. Nesse sentido, é possível concluir que o conservadorismo, a crise capitalista, o fortalecimento da direita e os ataques à agenda de gênero e sexualidade estão intimamente atrelados, e que os que mais sofreram com isso sempre foram e sempre serão as classes e os grupos subalternos.

Com o objetivo de promover conteúdos que levem ao aprofundamento do debate de diversidade sexual e de gênero junto às unidades de formação acadêmica e aos demais espaços formativos na graduação e pós-graduação, e na perspectiva da educação permanente, este livro ora apresentado pretendeu oferecer às profissionais, docentes e discentes, elementos iniciais para a implementação de ações concretas no âmbito do ensino, pesquisa e extensão. Além de dar ênfase a elementos conjunturais e da estrutura da nossa sociedade, procuramos estabelecer alguns pressupostos caros para o Serviço Social e para o marxismo, os quais nem sempre estão disponíveis para a profissão pela necessidade de maturação teórica que ainda precisamos percorrer como área do conhecimento.

Esses pressupostos dizem respeito a certos postulados: (i) que o sujeito nunca é tomado como objeto; (ii) que nossa intervenção é política, e deve se colocar do lado das classes históricas e oprimidas; (iii) que essa intervenção precisa estar alinhada ao projeto de sociedade que queremos e aos valores éticos que defendemos; (iv) que gênero e sexualidade são categorias fundamentalmente sociais e históricas (assim como corpo, sexo e identidade); (v) que as políticas e os direitos da/para a população LGBTI+ precisam ser defendidos e ampliados, no horizonte de um paradigma de proteção às vulnerabilidades que, certamente, tem muito de contribuição da nossa perspectiva epistemológica como área do saber.

Referências

ABREU, Maria Helena Elpidio. *Território, política social e Serviço Social no contexto de social-liberalismo*. São Paulo: Papel Social, 2016.

ALCÂNTARA, Dandara Costa *et al*. Interseccionalidade e transexualidade no processo discriminatório: uma revisão integrativa. *Revista Enfermagem UERJ*, Rio de Janeiro, v. 30, n. 1, p. 1-9, 2022.

ALMEIDA, G. S. de. *Da invisibilidade à vulnerabilidade*: percursos do "corpo lésbico" na cena brasileira face à possibilidade de infecção por DST e aids. 2005. 359 f. Tese (Doutorado em Saúde Coletiva) — Instituto de Medicina Social, Universidade Estadual do Rio de Janeiro, Rio de Janeiro, 2005.

ALMEIDA, Guilherme Silva de. Notas sobre a possibilidade de enfrentamento da homofobia pelos/as assistentes sociais. *O Social em Questão*, Rio de Janeiro, ano 11, n. 20, p. 142-169, jul./dez. 2008.

ALMEIDA, Guilherme Silva de. Notas sobre a complexidade do neoconservadorismo e seu impacto nas políticas sociais. *Katálysis*, Florianópolis, v. 23, n. 3, p. 720-731, set./dez. 2020.

ALMEIDA, Silvio Luiz de. Prefácio da edição brasileira. *In*: HAIDER, Asad. *Armadilha da identidade*: raça e classe nos dias de hoje. Tradução: Leo Vinicius Liberato. São Paulo: Veneta, 2019. p. 7-19. (Coleção Baderna).

ALTHUSSER, Louis. *A favor de Marx*. Tradução: Dirceu Lindoso. 2. ed. Rio de Janeiro: Zahar Editores, 1979.

ARUZZA, Cinzia. Rumo a uma "união *queer*" de marxismo e feminismo?. Tradução: Fátima Murad. *Lutas Sociais*, São Paulo, n. 27, p. 159-171, 2011.

ARRUZZA, Cinzia; BATTHACHARYA, Thiti; FRASER, Nancy. *Feminismo para os 99%*: um manifesto. São Paulo: Boitempo, 2019.

AYRES, José Ricardo de Carvalho Mesquita *et al*. O conceito de vulnerabilidade e as práticas de saúde: novas perspectivas e desafios. *In*: CZERESNIA, Dina; FREITAS, Carlos Machado de (org.). *Promoção da saúde*: conceitos, reflexões, tendências. Rio de Janeiro: Editora Fiocruz, 2003. p. 117-140.

AZEVEDO, Rodrigo Ghiringhelli de. Criminalidade e justiça penal na América Latina. *Sociologias*, Porto Alegre, ano 7, n. 13, p. 212-241, jan./jun. 2005.

BARBOSA, Kaline de Souza; SILVA, Poliana Machado Gomes da; RIBEIRO, Jéssyka Kaline Augusto. "Entre amores e dissabores": a política de assistência social voltada aos/às LGBTs. *Temporalis*, Rio de Janeiro, ano 18, n. 36, p. 239-255, jul./dez. 2018.

BARROCO, Maria Lucia Silva. Ética, direitos humanos e diversidade. *Cadernos Especiais*, n. 37, 28 ago.-25 set. 2006.

BARROCO, Maria Lucia Silva. *Ética*: fundamentos sócio-históricos. São Paulo: Cortez Editora, 2009.

BARROSO, Milena Fernandes. Notas para o debate das relações de exploração-opressão na sociedade patriarcal-racista-capitalista. *Serviço Social & Sociedade*, São Paulo: Cortez Editora, n. 133, p. 446-462, set./dez. 2018.

BENTO, Berenice. *O que é transexualidade?*. São Paulo: Brasiliense, 2008. (Coleção Primeiros Passos).

BENTO, Berenice. Na escola se aprende que a diferença faz a diferença. *Revista Estudos Feministas*, Florianópolis, v. 19, n. 2, p. 549-559, maio/ago. 2011.

BENTO, Berenice. "*Pinkwashing* à brasileira": do racismo cordial à LGBTTTfobia cordial. *Cult*, São Paulo, 16 dez. 2015. Disponível em: https://revistacult.uol.com.br/home/pinkwashing-brasileira-do-racismo-cordial-lgbtttfobia-cordial/. Acesso em: 16 fev. 2024.

BERLANT, Lauren; WARNER, Michael. Sexo en público. *In*: JIMÉNEZ, Rafael Mérida (org.). *Sexualidades transgresoras*: una antologia de estudios *queer*. Traducción: Maria Antònia Oliver-Rotger. Barcelona: Icaria, 2002. p. 229-257.

BIROLLI, Flávia; MACHADO, Maria das Dores Campos; VAGGIONE, Juan Marco. *Gênero, neoconservadorismo e democracia*: disputas e retrocessos na América Latina. São Paulo: Boitempo, 2020.

BORBA, Rodrigo. Receita para se tornar um "transexual verdadeiro": discurso, interação e (des)identificação no processo transexualizador. *Trabalhos em Linguística Aplicada*, Campinas, v. 55, n. 1, p. 33-75, jan./abr. 2016.

BORRILLO, Daniel. *Homofobia*: história e crítica de um preconceito. Tradução: Guilherme João de Freitas Teixeira. Belo Horizonte: Autêntica, 2010.

BORTOLINI, Alexandre Silva. *Falar de gênero para construir a democracia*: o ciclo da política educacional em gênero e diversidade sexual (2003-2018). 2022. 333 f. Tese (Doutorado em Educação) — Programa de Pós-Graduação em Educação, Faculdade de Educação, Universidade de São Paulo, São Paulo, 2022.

BRASIL. *Resolução n. 15, de 13 de março de 2002*. Estabelece as Diretrizes Curriculares para os cursos de Serviço Social. Brasília: Conselho Nacional de Educação, 2002.

BRASIL. Conselho Nacional de Combate à Discriminação/Ministério da Saúde (Brasil). *Brasil sem homofobia*: programa de combate à violência e à discriminação contra GLTB e promoção da cidadania homossexual. Comissão Provisória de Trabalho do Conselho Nacional de Combate à Discriminação da Secretaria Especial de Direitos Humanos. Brasília: Ministério da Saúde, 2004.

BRASIL. Secretaria Especial dos Direitos Humanos. *Plano Nacional de Promoção da Cidadania e Direitos Humanos de LGBT*. Brasília: Subsecretaria Especial dos Direitos Humanos da Presidência da República, 2009.

BRASIL. *Código de ética do/a assistente social*. Lei n. 8.662/93 de regulamentação da profissão. 10. ed. rev. e atual. Brasília: Conselho Federal de Serviço Social, 2012.

BRASIL. Relatório final. *In*: CONFERÊNCIA NACIONAL DE POLÍTICAS PÚBLICAS DE DIREITOS HUMANOS DE LÉSBICAS, GAYS, BISSEXUAIS, TRAVESTIS E TRANSEXUAIS, 3., 2016, Brasília. *Anais* [...]. Brasília: Conselho Nacional de Combate à Discriminação e Promoção dos Direitos da população LGBT (CNCD/LGBT), 2016.

BRESSER-PEREIRA, Luiz Carlos. O paradoxo da esquerda no Brasil. *Novos Estudos*, São Paulo, n. 74, p. 25-45, mar. 2006.

BRIM, Matt. *Poor queer studies*: confronting elitism in the university. Carolina do Norte: Duke University Press, 2020.

BRITZMAN, Deborah. O que é esta coisa chamada amor? Identidade homossexual, educação e currículo. Tradução: Tomaz Tadeu da Silva. *Educação & Realidade*, Porto Alegre, v. 21, n. 1, p. 71-96, jan./jun. 1996.

BROWN, Wendy. American nightmare. Neoliberalism, neoconservatism, and de-democratization. *Political Theory*, Califórnia, v. 34, n. 6, p. 690-714, dez. 2006.

BROWN, Wendy. *Undoing the demos*: neoliberalism's stealth revolution. New York: Zone Books, 2015.

BROWN, Wendy. *Nas ruínas do neoliberalismo*: a ascensão da política antidemocrática no ocidente. Tradução: Mario Antunes Marino e Eduardo Altheman C. Santos. São Paulo: Politeia, 2019.

BULGARELLI, Lucas. Moralidades, direitas e direitos LGBTI nos anos 2010. *In*: SOLANO, Esther (org.). *O ódio como política*: a reinvenção das direitas no Brasil. São Paulo: Boitempo, 2018.

BUTLER, Judith. Fundamentos contingentes: o feminismo e a questão do "pósmodernismo". *Cadernos Pagu*, Campinas, v. 11, p. 11-42, 1998a.

BUTLER, Judith. Merely cultural. *New Left Review*, Londres, v. 227, p. 33-44, jan./fev. 1998b.

BUTLER, Judith. *Vida precaria*: el poder del duelo y la violencia. Traducción: Fermín Rodríguez. Buenos Aires: Paidós, 2006.

BUTLER, Judith. *Problemas de gênero*: feminismo e subversão da identidade. Tradução: Renato Aguiar. 4. ed. Rio de Janeiro: Civilização Brasileira, 2012a.

BUTLER, Judith. *Sujetos del deseo*: reflexiones hegelianas en la Francia del siglo XX. Traducción: Elena Luján Odriozola. Buenos Aires: Amorrurtu Editores, 2012b.

BUTLER, Judith. *Quadros de guerra*: quando a vida é passível de luto?. Tradução: Sérgio Lamarão e Arnaldo Marques da Cunha. Rio de Janeiro: Civilização Brasileira, 2015.

BUTLER, Judith. *Corpos em aliança e a política das ruas*: notas para uma teoria performativa de assembleia. Tradução: Fernanda Siqueira Miguens. Rio de Janeiro: Civilização Brasileira, 2018.

CARVALHO, Mário; CARRARA, Sérgio. Em direção a um futuro trans?: contribuição para a história do movimento de travestis e transexuais no Brasil. *Revista Sexualidad, Salud y Sociedad*, Rio de Janeiro, n. 14, p. 319-351, ago. 2013.

CERTEAU, Michel de. *A invenção do cotidiano*: artes de fazer. Tradução: Ephraim Ferreira Alves. 3. ed. Petrópolis: Vozes, 1998.

CHAUI, Marilena. *Cultura e democracia*: o discurso competente e outras falas. 12. ed. São Paulo: Cortez Editora, 2007.

CISNE, Mirla; SANTOS, Silvana Mara Morais dos. *Feminismo, diversidade sexual e Serviço Social*. São Paulo: Cortez Editora, 2018. (Coleção Biblioteca Básica de Serviço Social, v. 8).

COACCI, Thiago. *Conhecimento precário e conhecimento contrapúblico*: a coprodução dos conhecimentos e dos movimentos sociais de pessoas trans no Brasil. 2018. 290 f. Tese (Doutorado em Ciência Política) — Programa de Pós-Graduação em Ciência Política, Faculdade de Filosofia e Ciências Humanas, Universidade Federal de Minas Gerais, Belo Horizonte, 2018.

COELHO, Marilene Aparecida. *A imediaticidade na prática do assistente social*. Rio de Janeiro: Lumen Júris, 2013.

COELHO, Marilene Aparecida; DE PAULA, Matheus Oliveira. O estágio supervisionado e a articulação entre ensino, pesquisa e extensão. *In*: CONGRESSO BRASILEIRO DE ASSISTENTES SOCIAIS, 16., 2019, Brasília. *Anais eletrônicos* [...]. Distrito Federal, 2019.

COLLING, Leandro. O que a política trans do Equador tem a nos ensinar?. *In*: SEMINÁRIO INTERNACIONAL FAZENDO GÊNERO, 10., 2010, Florianópolis. *Anais eletrônicos* [...]. Florianópolis: Universidade Federal de Santa Catarina, 2010.

COLLING, Leandro. *Que os outros sejam o normal*: tensões entre movimento LGBT e ativismo *queer*. Salvador: EDUFBA, 2015.

COLLING, Leandro. *Dissidências sexuais e de gênero*. Salvador: EDUFBA, 2016.

COLLINS, Patricia Hill; BILGE, Sirma. *Interseccionalidade*. Tradução: Rane Souza. São Paulo: Boitempo, 2021.

CONSELHO FEDERAL DE SERVIÇO SOCIAL. *Resolução n. 489, de 3 de junho de 2006*. Estabelece normas vedando condutas discriminatórias ou preconceituosas, por orientação e expressão sexual por pessoas do mesmo sexo, no exercício profissional do assistente social, regulamentando princípio inscrito no Código de Ética Profissional. Brasília: CFESS, 2006a.

CONSELHO FEDERAL DE SERVIÇO SOCIAL. *Resolução n. 493, de 21 de agosto de 2006*. Dispõe sobre as condições éticas e técnicas do exercício profissional do assistente social. Brasília: CFESS, 2006b.

CONSELHO FEDERAL DE SERVIÇO SOCIAL. *Resolução n. 533, de 29 de setembro de 2008*. Regulamenta a supervisão direta de estágio no Serviço Social. Brasília: CFESS, 2008.

CORRÊA, Sonia. A ofensiva antigênero como política de Estado. [Entrevista cedida a] Conectas. *Portal Geledés*, 8 mar. 2020. Disponível em: https://www.geledes.org.br/entrevista-a-ofensiva-antigenero-como-politica-de-estado/. Acesso em: 25 maio 2021.

CORRÊA, Sonia. *Princípios de Yogyakarta: notas para ABEH*. IRINEU, Bruna Andrade *et al*. Políticas da Vida: coproduções de saberes e resistências. Salvador: Devires, 2023.

CORRÊA, Sonia *et al*. *Políticas antigénero en América Latina*: Brasil — La catástrofe perfecta?. Rio de Janeiro: Associação Brasileira Interdisciplinar de Aids, 2020.

COSTA, Frederico Alves; MACHADO, Frederico Viana; PRADO, Marco Aurélio Máximo. Participação política e experiência homossexual: dilemas entre o indivíduo e o coletivo. *Interamerican Journal of Psychology*, Austin, v. 42, n. 2, p. 325-337, 2008.

COUTINHO, Joana. Desmistificando o terceiro setor. *Revista Espaço Acadêmico*, São Paulo, ano III, n. 25, 2002.

COUTO, Berenice Rojas. *O direito social e a assistência social na sociedade brasileira*: uma equação possível?. São Paulo: Cortez Editora, 2004.

D'EMILIO, John. Capitalism and gay identity. *In*: SNITOW, Ann; STANSELL, Christine; THOMPSON, Sharan. *Powers of desire*: the politics of sexuality. New York: Monthly Review Press, 1983. p. 100-113. (New Feminist Library Series).

DAVIS, Angela. *O sentido da liberdade*: e outros diálogos difíceis. São Paulo: Boitempo, 2022.

DARDOT, Pierre; LAVAL, Christian. Neoliberalismo e subjetivação capitalista. *Revista Olho da História*, v. 22, 2016.

DRUCKER, Peter. A normalidade *gay* e a transformação *queer*. *Cadernos Cemarx*, Campinas, n. 10, p. 199-217, 2018.

DUARTE, Marco José de Oliveira. Subjetividade, marxismo e Serviço Social: um ensaio crítico. *Serviço Social & Sociedade*, São Paulo: Cortez Editora, n. 101, p. 5-24, jan./mar. 2010.

DUARTE, Marco José de Oliveira. Diversidade sexual, políticas públicas e direitos humanos: saúde e cidadania LGBT em cena. *Temporalis*, Brasília, v. 14, n. 27, p. 77-98, jan./jun. 2014.

DUARTE, Marco José de Oliveira; ALMEIDA, Carla Cristina Lima de (org.). *Raça, gênero & sexualidade*: perspectivas contemporâneas no serviço social. Curitiba: CRV; Rio de Janeiro: EdUERJ, 2023.

DUARTE, Marco José de Oliveira *et al.* (org.). *Sexualidades & Serviço Social*: perspectivas críticas, interseccionais e profissionais. Juiz de Fora: Editora UFJF, 2023.

DUARTE, Marco José de Oliveira; FERNANDES, Carolina Pereira. Serviço Social e diversidade sexual: o estado da arte. *In*: DUARTE, Marco José de Oliveira *et al.* (org.). *Sexualidades & Serviço Social*: perspectivas críticas, interseccionais e profissionais. Juiz de Fora: Editora UFJF, 2023. p. 202-223.

DUARTE; Marco José de Oliveira; ROCON, Pablo Cardozo. *Dez anos da Política Nacional de Saúde Integral LGBT*: análises e perspectivas interseccionais e transdisciplinares para a formação e o trabalho em saúde. Salvador: Devires, 2022.

ENGELS, Friedrich. *A origem da família, da propriedade privada e do Estado*. Tradução: Leandro Konder. 3. ed. São Paulo: Expressão Popular, 2012.

EURICO, Márcia Campos *et al*. Formação em Serviço Social: relações patriarcais de gênero, feminismos, raça/etnia e sexualidades. *Temporalis*, Brasília, ano 21, n. 42, p. 293-309, jul./dez. 2021.

FACCHINI, Regina. *Sopa de letrinhas?*: movimento homossexual e produção de identidades coletivas nos anos 1990. Rio de Janeiro: Garamond, 2005. (Coleção Sexualidade, Gênero e Sociedade).

FACCHINI, Regina. Movimento feminista, negro e LGBTI no Brasil: sujeitos, teias e enquadramentos. *Centro de Estudos Educação e Sociedade*, Campinas, v. 41, p. 1-22, 2020.

FACCHINI, Regina; FRANÇA, Isadora Lins (org.). *Direitos em disputa*: LGBTI+, poder e diferença no Brasil contemporâneo. Campinas: Editora da Unicamp, 2020.

FAUSTO-STERLING, Anne. Dualismos em duelo. Tradução: Plínio Dentzien. *Cadernos Pagu*, Campinas, v. 17-18, p. 9-79, 2002.

FAVERO, Sofia. Cisgeneridades precárias: raça, gênero e sexualidade na contramão da política do relato. *Bagoas* — Estudos Gays: Gêneros e Sexualidades, Natal, v. 13, n. 20, p. 170-197, jan./jul. 2019.

FERNANDES, Idilia. O lugar da identidade e das diferenças nas relações sociais. *Textos & Contextos*, Porto Alegre, v. 6, n. 2, p. 1-12, ago./dez. 2006.

FERREIRA, Carla Cecília Campos; FAGUNDES, Gustavo. Dialética da questão social e a unidade classe, gênero e raça. *Temporalis*, Distrito Federal, v. 21, n. 42, p. 62-76, jul./dez. 2021.

FERREIRA, Guilherme Gomes. Violência, intersecionalidades e seletividade penal na experiência de travestis presas. *Temporalis*, Brasília, v. 14, n. 27, p. 99-117, jan./jun. 2014.

FERREIRA, Guilherme Gomes. *Travestis e prisões*: experiência social e mecanismos particulares de encarceramento no Brasil. Curitiba: Multideia, 2015.

FERREIRA, Guilherme Gomes. Conservadorismo, fortalecimento da extrema-direita e a agenda da diversidade sexual e de gênero no Brasil contemporâneo. *Lutas Sociais*, São Paulo, v. 20, n. 36, p. 166-178, jan./jul. 2016.

FERREIRA, Guilherme Gomes. *Vidas lixadas*: crime e castigo nas narrativas de travestis e transexuais brasileiras. Salvador: Devires, 2018.

FERREIRA, Guilherme Gomes. A classe nos une e a sexualidade nos divide? A noção de sujeito no marxismo e nos movimentos *queer*. *Revista Brasileira de Estudos da Homocultura*, Cuiabá, v. 3, n. 10, p. 150-169, abr./jun. 2020.

FERREIRA, Guilherme Gomes. "A cozinha é o coração da casa": conversando sobre gênero e sexualidade com a equipe de uma unidade de saúde. *Textos & Contextos*, Porto Alegre, v. 20, n. 1, p. 1-12, jan./dez. 2021.

FERREIRA, Guilherme Gomes. (Des)proteção de social de pessoas LGBTI+ no Brasil: entre a invisibilidade perversa e o investimento conservador. *In*: MAIO, Eliane Rose *et al.* (org.). *Diversidade sexual e identidade de gênero*: direitos e disputas. Curitiba: CRV, 2022. p. 139-154.

FERREIRA, Guilherme Gomes *et al.* Mapeamento do encarceramento LGBTI+ no Brasil: projeto Passagens. *In*: FERREIRA, Guilherme Gomes; KLEIN, Caio Cesar (org.). *Sexualidade e gênero na prisão*: LGBTI+ e suas passagens pela justiça criminal. Salvador: Devires, 2019. p. 126-150.

FERREIRA, Guilherme Gomes; GERSHENSON, Beatriz. Movimentos sociais de sexualidade e gênero: análise do acesso às políticas públicas. *Katálysis*, Florianópolis, v. 16, n. 2, p. 223-232, jul./dez. 2013.

FIRESTONE, Shulamith. *A dialética do sexo*: um estudo da revolução feminista. Tradução: Vera Regina Rebello Terra. Rio de Janeiro: Labor do Brasil, 1976.

FLOYD, Kevin. *The reification of desire*: toward a queer marxism. Minneapolis: University of Minnesota Press, 2009.

FORTUNA, Sandra Lourenço de Andrade; GUEDES, Olegna de Souza. A produção do conhecimento e o projeto ético-político do Serviço Social. *Katálysis*, Florianópolis, v. 23, n. 1, p. 25-33, jan./abr. 2020.

FOUCAULT, Michel. *História da sexualidade I*: a vontade de saber. Tradução: Maria Thereza da Costa Albuquerque e José Augusto Guilhon Albuquerque. Rio de Janeiro: Edições Graal, 1988.

FOUCAULT, Michel. *Microfísica do poder*. Tradução: Roberto Machado. 23. ed. Rio de Janeiro: Edições Graal, 2007.

FRANÇA, Isadora Lins. *Consumindo lugares, consumindo nos lugares*: homossexualidade, consumo e subjetividades na cidade de São Paulo. Rio de Janeiro: EdUERJ, 2012.

FRASER, Nancy. A justiça social na globalização: redistribuição, reconhecimento e participação. Tradução: Teresa Tavares. *Revista Crítica de Ciências Sociais*, Coimbra, n. 63, p. 7-20, out. 2002.

FRASER, Nancy. Da redistribuição ao reconhecimento? Dilemas da justiça numa era "pós-socialista". Tradução: Júlio Assis Simões. *Cadernos do Campo*, São Paulo, n. 14-15, p. 231-239, 2006.

FRASER, Nancy. Reconhecimento sem ética?. Tradução: Ana Carolina Freitas Lima Ogando e Mariana Prandini Fraga Assis. *Lua Nova*: Revista de Cultura e Política, São Paulo, n. 70, p. 101-138, 2007.

FRASER, Nancy. *Justiça interrompida*: reflexões críticas sobre a condição "pós-socialista". Tradução: Ana Claudia Lopes e Nathalie Bressiani. São Paulo: Boitempo, 2022.

FROEMMING, Cecília Nunes. Equidade, universalidade e materialização dos direitos — possibilidades de atuação do Serviço Social. *In*: POCAHY, Fernando (org.). *Rompendo o silêncio*: homofobia e heterossexismo na sociedade contemporânea. Políticas, teoria e atuação. Porto Alegre: Nuances, 2007.

FROEMMING, Cecília Nunes. *O sujeito de direitos fora da heterossexualidade*: diversidade sexual e política de assistência social. 2008. 150 f. Dissertação (Mestrado em Serviço Social) — Faculdade de Serviço Social, Pontifícia Universidade Católica do Rio Grande do Sul, Porto Alegre, 2008.

FROEMMING, Cecilia Nunes; IRINEU, Bruna Andrade; NAVAS, Kleber. Gênero e sexualidade na pauta das políticas públicas no Brasil. *Revista de Políticas Públicas*, São Luís, v. 14, p. 153-164, 2012.

FROMM, Erich. *Conceito marxista de homem*. Tradução: Octavio Alves Velho. 8. ed. Rio de Janeiro: Zahar, 1983.

GALBIERI, João Otávio. Das letras aos números: as estratégias "estatativistas" do movimento LGBTI+. *Simbiótica*: Revista Eletrônica, Vitória, v. 10, n. 3, p. 186-206, 2023.

GODINHO, Tatau. Apresentação. *Cadernos Democracia Socialista*, São Paulo, v. 8, 1989.

GOHN, Maria da Glória Marcondes. *Teorias dos movimentos sociais*: paradigmas clássicos e contemporâneos. São Paulo: Edições Loyola, 1997.

GÓIS, João Bosco Hora. Desencontros: as relações entre os estudos sobre a homossexualidade e os estudos de gênero no Brasil. *Revista Estudos Feministas*, Florianópolis, v. 11, ano 1, p. 321-336, jan./jun. 2003.

GOMES, Bruna Gabriela de O. *O debate sobre bissexualidade no Serviço Social brasileiro*: uma crítica à invisi(bi)lidade nas produções acadêmicas. 2022. Monografia (Graduação em Serviço Social) — Departamento de Serviço Social, Instituto de Ciências Humanas e Sociais, Universidade Federal de Mato Grosso, 2022.

GORE, Ellie. Understanding queer oppression and resistance in the global economy: towards a theoretical framework for political economy. *New Political Economy*, Londres, v. 27, n. 2, p. 296-311, 2022.

GOULART, Vincent Pereira. *O suicídio-homicídio de pessoas trans e a cis-heteronormatividade*: marginalização e extermínio. 2021. 95 f. Dissertação (Mestrado em Psicologia Social e Institucional) — Programa de Pós-Graduação em Psicologia Social e Institucional, Universidade Federal do Rio Grande do Sul, Porto Alegre, 2021.

GRAMSCI, Antonio. *Cadernos do cárcere*. Tradução: Carlos Nelson Coutinho. Rio de Janeiro: Civilização Brasileira, 2014. v. 2: Os intelectuais. O princípio educativo. Jornalismo.

GREEN, James. Mais amor e mais tesão: a construção de um movimento brasileiro de *gays*, lésbicas e travestis. Tradução: Raul Reis. *Cadernos Pagu*, Campinas, n. 15, p. 271-295, jan./jun. 2000.

GREEN, James. *Além do carnaval*: a homossexualidade masculina no Brasil no século XX. Tradução: Cristina Fino e Cássio Arantes Leite. 2. ed. São Paulo: Fundação Editora Unesp, 2019.

GREEN, James *et al.* (org.). *História do Movimento LGBT no Brasil*. São Paulo: Alameda Editorial, 2018.

GUERRA, Yolanda. A instrumentalidade no trabalho do assistente social. *In*: CONSELHO FEDERAL DE SERVIÇO SOCIAL; ASSOCIAÇÃO BRASILEIRA DE ENSINO E PESQUISA EM SERVIÇO SOCIAL (org.). *Capacitação em Serviço Social e Política Social, módulo 4*: o trabalho do assistente social e as políticas sociais. Brasília: UnB; Centro de Educação Aberta, Continuada, a Distância, 2000.

GUERRA, Yolanda. O potencial do ensino teórico-prático no novo currículo: elementos para o debate. *Katálysis*, Florianópolis, v. 8, n. 2, p. 147-154, jan. 2005.

GUERRA, Yolanda. A dimensão investigativa no exercício profissional. *In*: CONSELHO FEDERAL DE SERVIÇO SOCIAL (org.). *Serviço social*: direitos sociais e competências profissionais. Brasília: CFESS/ABEPSS, 2009.

GUTIÉRREZ, Rachel. *O feminismo é um humanismo*. Rio de Janeiro: Edições Antares, 1985.

HAIDER, Asad. *Armadilha da identidade*: raça e classe nos dias de hoje. Tradução: Leo Vinicius Liberato. São Paulo: Veneta, 2019. (Coleção Baderna).

HARAWAY, Donna. *Simians, cyborgs, and women*: the reivention of nature. Nova York: Routledge, 1991.

HEILBORN, Maria Luiza. *Sexualidade no plural:* o direito à diferença. Rio de Janeiro: Clam, 2005.

HELLER, Agnes. *Sociología de la vida cotidiana*. Traducción: José Francisco Yvars y Enric Pérez Nadal. Barcelona: Edicions 62, 1978.

HELLER, Agnes. *Uma teoria da história*. Tradução: Dilson Bento de Faria Ferreira Lima. Rio de Janeiro: Civilização Brasileira, 1993.

HELLER, Agnes. *O cotidiano e a história*. Tradução: Carlos Nelson Coutinho. 6. ed. São Paulo: Paz e Terra, 2000.

HEMMINGS, Clare. Contando estórias feministas. Tradução: Ramayana Lira. *Revista Estudos Feministas*, Florianópolis, v. 17, n. 1, p. 215-241, jan./abr. 2009.

HENNESSY, Rosemary. Returning to reproduction queerly: sex, labor, need. *Rethinking Marxism*, Londres, v. 18, n. 3, p. 387-395, 2006.

HIRATA, Helena. Gênero, classe e raça — interseccionalidade e consubstancialidade das relações sociais. *Revista Tempo Social*, São Paulo, v. 26, n. 1, p. 61-73, jun. 2014.

HOBERMAN, John. *Testosterone dreams*: rejuvenation, afrodisia, doping. Los Angeles: University of California Press, 2005.

HOUTART, François; POLET, François. *O outro Davos*: mundialização das resistências e lutas. Tradução: Mariclara Oliveira. São Paulo: Cortez Editora, 2002.

IAMAMOTO, Marilda Villela. *Serviço Social em tempo de capital fetiche*: capital financeiro, trabalho e questão social. São Paulo: Cortez Editora, 2007.

IAMAMOTO, Marilda Villela. *O Serviço Social na contemporaneidade*: trabalho e formação profissional. 23. ed. São Paulo: Cortez Editora, 2012.

IAMAMOTO, Marilda Villela. A formação acadêmico-profissional no Serviço Social brasileiro. *Serviço Social & Sociedade*, São Paulo: Cortez Editora, n. 120, p. 609-639, out./dez. 2014.

IAMAMOTO, Marilda Villela; CARVALHO, Raul de. *Relações sociais e Serviço Social no Brasil*: esboço de uma interpretação histórico-metodológica. 19. ed. São Paulo: Cortez Editora, 2006.

IANNI, Octavio. A construção da categoria. *Revista História, Sociedade e Educação no Brasil*, Campinas, v. 11, n. 41, p. 397-416, abr. 2011.

IASI, Mauro Luis. *Ensaios sobre a consciência e emancipação*. 2. ed. São Paulo: Expressão Popular, 2011.

IASI, Mauro Luis. De onde vem o conservadorismo?. *Blog da Boitempo*, São Paulo, 15 abr. 2015 Disponível em: https://blogdaboitempo.com.br/2015/04/15/de-onde-vem-o-conservadorismo/. Acesso em: 11 fev. 2024.

IRINEU, Bruna Andrade. Homonacionalismo e cidadania LGBT em tempos de neoliberalismo: dilemas e impasses às lutas por direitos sexuais no Brasil. *Em Pauta*: Teoria Social e Realidade Contemporânea, Rio de Janeiro, v. 12, n. 34, p. 155-178, jul./dez. 2014a.

IRINEU, Bruna Andrade. 10 anos do programa Brasil sem homofobia: notas críticas. *Temporalis*, Brasília, v. 14, n. 28, p. 193-220, jul./dez. 2014b.

IRINEU, Bruna Andrade. *A política pública LGBT no Brasil (2003-2014)*: homofobia cordial e homonacionalismo nas tramas da participação social. 2016. 277 f. Tese (Doutorado em Serviço Social) — Programa de Pós-Graduação em Serviço Social, Escola de Serviço Social, Universidade Federal do Rio de Janeiro, Rio de Janeiro, 2016.

IRINEU, Bruna Andrade. *Nas tramas da política pública LGBT*: um estudo crítico da experiência brasileira. Cuiabá: EdUFMT, 2019.

IRINEU, Bruna Andrade. Lesbofobia de Estado e política de extermínio. *Cult*, São Paulo, n. 276. p. 34-39, dez. 2021.

IRINEU, Bruna Andrade. Disputas, alianças e políticas de resistência: os direitos LGBTI+ no Brasil atual. *Revista Brasileira de Ciências Sociais*, São Paulo, v. 38, n. 111, p. e3811014, 2023a.

IRINEU, Bruna Andrade. *Disputas pelos direitos LGBTI no Brasil, na Colômbia, na Argentina, no Chile e no Uruguai*: mapeamento crítico de 2004 a 2021. 2023. 152 f. Relatório (Estágio Pós-Doutoral em Serviço Social) — Programa de Pós-Graduação em Serviço Social, Escola de Serviço Social, Universidade Federal do Rio de Janeiro, Rio de Janeiro, 2023b.

IRINEU, Bruna Andrade. O ativismo LGBTI+ brasileiro sob as ruínas do neoliberalismo. *In*: BAHIA, Alexandre; RAMOS, Emerson; QUINALHA, Renan (org.). *Novos rumos dos direitos LGBTI+ no Brasil*. São Paulo: Sesc Edições, 2024.

IRINEU, Bruna Andrade *et al*. *Diversidade sexual, étnico-racial e de gênero*: temas emergentes. Salvador: Devires, 2020.

IRINEU, Bruna Andrade; FREITAS, Leana Oliveira; SPIGOLON, Júlia. Transfeminicídio e lesbocídio no contexto da pandemia de covid-19 no Brasil. *Revista Brasileira de Estudos da Homocultura*, Cuiabá, v. 5, n. 17, p. 94-112, 2022.

IRINEU, Bruna Andrade; IORI, Kállita. O estágio de docência na pós-graduação em Política Social: uma experiência a partir da disciplina "Gênero e Etnia" no curso de Serviço Social da UFMT. *Revista Brasileira de Estudos da Homocultura*, Cuiabá, v. 2, n. 8, p. 226-239, out./dez. 2019.

IRINEU, Bruna Andrade; OLIVEIRA, Brendhon Andrade. Proteção social e população LGBTI na América Latina: uma análise crítica das experiências do Brasil e do Uruguai. *Humanidades & Inovação*, Palmas, v. 8, n. 39, p. 32-44, 2021.

IRINEU, Bruna Andrade; OLIVEIRA, Brendhon Andrade; LACERDA, Milena Carlos. Lutas LGBTI na Argentina, na Colômbia, no Uruguai e no Brasil: homonacionalismo, ofensiva antigênero e neoliberalismo. In: FREITAS, Leana Oliveira et al. (org.). Miradas acerca da América Latina: capitalismo dependente, crise estrutural e lutas sociais. Rio de Janeiro: Telha, 2020. p. 104-119.

IRINEU, Bruna Andrade; RAFAEL, Josiley Carrijo. Heteronormatividade e políticas sociais no Brasil contemporâneo: conquistas e desafios para os Centros de Referência em Direitos Humanos e Combate a Crimes de Homofobia. SER Social, Brasília, v. 11, n. 24, p. 34-64, 2009.

IRINEU, Bruna Andrade; SANTOS, Catarina de Almeida; HERNÁNDEZ, Franklin Gil. Guerras antigênero: batalhas morais e políticas de ódio. In: SEMINÁRIO CORPO, GÊNERO E SEXUALIDADE, 8.; SEMINÁRIO CORPO, GÊNERO E SEXUALIDADE, 4., e LUSO-BRASILEIRO EDUCAÇÃO EM SEXUALIDADE, GÊNERO, SAÚDE E SUSTENTABILIDADE, 4., 2022, Campina Grande. Anais eletrônicos [...], Campina Grande, 2022. p. 8-15.

JESUS, Jaqueline Gomes de. O protesto na festa: política e carnavalização nas paradas do orgulho de LGBT. 2010. 194 f. Tese (Doutorado em Psicologia Social, do Trabalho e das Organizações) — Instituto de Psicologia, Universidade de Brasília, Brasília, 2010.

JESUS, Jaqueline Gomes de. Identidades de gênero e políticas de afirmação identitária. In: CONGRESSO INTERNACIONAL DE ESTUDOS SOBRE A DIVERSIDADE SEXUAL E DE GÊNERO, 6., 2012, Salvador. Anais eletrônicos [...]. Salvador: Universidade Federal da Bahia, 2012.

JOHNSON, E. Patrick. "Quare" studies, or (almost) everything I know about queer studies I learned from my grandmother. Text and Performance Quarterly, Londres, v. 21, n. 1, p. 1-25, 2001.

JUNQUEIRA, Rogério Diniz. A invenção da "ideologia de gênero": a emergência de um cenário político-discursivo e a elaboração de uma retórica reacionária antigênero. Revista Psicología Política, Florianópolis, v. 18, n. 43, p. 449-502, set./dez. 2018.

KOSIK, Karel. Dialética do concreto. Tradução: Célia Neves e Alderico Toríbio. 2. ed. Rio de Janeiro: Paz e Terra, 1976.

KVELLER, Daniel Boianovsky. Dissidências sexuais, temporalidades queer: uma crítica ao imperativo do progresso e do orgulho. 2021. 263 f. Tese (Doutorado em Psicologia Social e Institucional) — Programa de Pós-Graduação em Psicologia Social e Institucional, Universidade Federal do Rio Grande do Sul, Porto Alegre, 2021.

LACERDA, Milena Carlos de. A gramática de gênero e sexualidade em tempos de balbúrdia. In: DUARTE, Marco José de Oliveira et al. (org.). Sexualidades & Serviço Social: perspectivas críticas, interseccionais e profissionais. Juiz de Fora: Editora UFJF, 2023. p. 116-128.

LACERDA, Milena Carlos de; ALMEIDA, Guilherme de. Exclusão "da" e "na" educação superior: os desafios de acesso e permanência para a população trans. *Em Pauta:* Teoria Social e Realidade Contemporânea, Rio de Janeiro, v. 19, n. 47, p. 232-247, 2021.

LAMOUNIER, Gab Almeida Moreira. *Gêneros encarcerados*: uma análise *trans.viada* da política de Alas LGBT no sistema prisional de Minas Gerais. 2018. 221 f. Dissertação (Mestrado em Psicologia) — Programa de Pós-Graduação em Psicologia, Universidade Federal de Minas Gerais, Belo Horizonte, 2018.

LAQUEUR, Thomas Walter. *Inventando o sexo*: corpo e gênero dos gregos à Freud. Tradução: Vera Whately. Rio de Janeiro: Relume Dumará, 2001.

LÉVI-STRAUSS, Claude. *Tristes trópicos*. Tradução: Wilson Martins. São Paulo: Anhembi, 1957.

LEWIS, Holly. A filosofia e as raízes marxianas do pensamento político *queer*. Tradução: Leonam Lucas Nogueira Cunha. *Revista Periódicus*, Salvador, v. 2, n. 19, p. 278-297, 2023.

LEWIS, Holly. *The Politics of Everybody: Feminism, Queer Theory, and Marxism at the Intersection: A Revised Edition*. Bloomsbury Publishing, 2022.

LIMA, Andreia Aparecida; SANTIAGO, Kelly Cristina; ARRAIS, Alessandra Rocha. Homossexualidade: sexualidade no envelhecimento. *Temporalis*, Brasília, v. 14, n. 28, p. 221-239, jul./dez. 2014.

LISBOA, Teresa Kleba. Gênero, feminismo e Serviço Social: encontros e desencontros ao longo da história da profissão. *Katálysis*, Florianópolis, v. 13, n. 1, p. 66-75, jan./jun. 2010.

LISBOA, Teresa Kleba. Feminismos, pesquisa e produção do conhecimento em Serviço Social. *In*: RODRIGUES, Marlene Teixeira; RODRIGUES, Maria Elaene (org.). *Feminismo, gênero e sexualidade*: desafios para o Serviço Social. Brasília: Editorial Abaré, 2015. p. 73-100.

LIMA, Renato Sérgio de; BUENO, Samira. *Anuário brasileiro de segurança pública*: ano 11. São Paulo: Fórum Brasileiro de Segurança Pública, 2017.

LIMA, Rita de Lourdes de. Formação profissional em Serviço Social e gênero: algumas considerações. *Serviço Social & Sociedade*, São Paulo: Cortez, n. 117, p. 45-68, jan./mar. 2014.

LIONÇO, Tatiana; COACCI, Thiago; CARVALHO, Mário Felipe de Lima. 40 anos da história do movimento LGBT no Brasil: memórias, desafios atuais e novas perspectivas — entrevista com Marco José de Oliveira Duarte. *Revista Brasileira de Estudos da Homocultura*, Cuiabá, v. 1, n. 4, p. 217-230, out./dez. 2018.

LOURO, Guacira Lopes. *Gênero, sexualidade e educação*: uma perspectiva pós-estruturalista. Petrópolis: Vozes, 1997.

LOURO, Guacira Lopes. Teoria *queer* — uma política pós-identitária para a educação. *Revista Estudos Feministas*, Florianópolis, v. 9, n. 2, p. 541-553, 2001.

LÖWY, Michael. *As aventuras de Karl Marx contra o Barão de Münchhausen*. Tradução: Juarez Guimarães e Suzanne Felicie Léwy. 5. ed. São Paulo: Cortez Editora, 1994.

LUKÁCS, Georg. *Para uma ontologia do ser social I*. Tradução: Carlos Nelson Coutinho. São Paulo: Boitempo, 2012.

MARCELINO, Sandra Regina de Souza. Questões contemporâneas: a homossexualidade e os novos sujeitos como desafios para o Serviço Social. *In*: SEMINÁRIO INTERNACIONAL FAZENDO GÊNERO, 9., 2010, Santa Catarina. *Anais eletrônicos* [...]. Florianópolis: UFSC, 2010.

MARIA, Jonas. Cotas trans: breves reflexões sobre fraudes. *Notícias*: Revista Docência e Cibercultura, Rio de Janeiro, jan. 2023.

MARQUES JÚNIOR, Joilson Santana. Notas sobre um itinerário bibliográfico: onde estão os homossexuais negros? *Em Pauta*: Teoria Social e Realidade Contemporânea, Rio de Janeiro, n. 28, p. 183-194, 2011.

MARQUES JUNIOR, Joilson Santana. Políticas de ação afirmativa para negros no Brasil: elementos para uma reflexão inicial no Serviço Social. *O Social em Questão*, Rio de Janeiro, v. 20, n. 37, p. 37-53, 2017.

MARTINS, José de Souza. *A sociabilidade do homem simples*: cotidiano e história na modernidade anômala. São Paulo: Hucitec, 2000.

MARX, Karl. *Sobre a questão judaica*. Tradução: Nélio Schneider. São Paulo: Boitempo, 2005.

MARX, Karl. *Manuscritos econômico-filosóficos*. Tradução: Jesus Ranieri. São Paulo: Boitempo, 2008.

MARX, Karl; ENGELS, Friedrich. *A ideologia alemã*. Tradução: Luis Claudio de Castro e Costa. São Paulo: Martins Fontes, 2001.

MARX, Karl; ENGELS, Friedrich. *Collected works*: letters 1868-70. Londres: Lawrence & Wishart, 2010. v. 43.

MATOS, M. C. de. Entrevista com Maurílio Castro de Matos. *Temporalis*, Brasília (DF), ano 21, n. 41, p. 415-422, jan./jul. 2021.

MATOS, Vanessa Cristina Santos. Um estudo teórico na perspectiva historiográfica: articulando gênero e classe no processo de produção e reprodução da força de trabalho. *Antíteses*, Londrina, v. 1, n. 2, p. 497-520, jul./dez. 2008.

MELLO, Luiz. *Novas famílias*: conjugalidade homossexual no Brasil contemporâneo. Rio de Janeiro: Garamond, 2005.

MELLO, Luiz; BRITO, Walderes; MAROJA, Daniela. Políticas públicas para a população LGBT no Brasil: notas sobre alcances e possibilidades. *Cadernos Pagu*, Campinas, n. 39, p. 403-429, jul./dez. 2012.

MENEZES, Moisés de Araújo. *Violência contra a diversidade sexual e de gênero em Sergipe*: uma análise dos registros oficiais da Secretaria de Segurança Pública entre os anos de 2015 e 2018. 2021. 394 f. Tese (Doutorado em Serviço Social) — Programa de Pós-Graduação em Serviço Social, Departamento de Serviço Social, Pontifícia Universidade Católica do Rio de Janeiro, Rio de Janeiro, 2021.

MESQUITA, Marylucia; RAMOS, Sâmya Rodrigues; SANTOS, Silvana Mara Morais dos. Contribuições à crítica do preconceito no debate do Serviço Social. *In*: PRÉDES, Rosa *et al.* (org.). *Serviço Social*: temas em debate. Maceió: Edufal, 2002. p. 137-144.

MIELI, Mario. *Por um comunismo transexual*. São Paulo: Boitempo, 2023.

MISSE, Michel. *Malandros, marginais e vagabundos & acumulação social da violência no Rio de Janeiro*. 1999. 413 f. Tese (Doutorado em Sociologia) — Instituto Universitário de Pesquisas do Rio de Janeiro, Rio de Janeiro, 1999.

MISKOLCI, Richard; PEREIRA, Pedro Paulo Gomes. Educação e Saúde em disputa: movimentos anti-igualitários e políticas públicas. *Interface-Comunicação, Saúde, Educação*, v. 23, p. e180353, 2019.

MONTAÑO, Carlos; DURIGUETTO, Maria Lúcia. *Estado, classe e movimento social*. São Paulo: Cortez Editora, 2014.

MORAES, Lúcia Flávia Machado de. *O debate de gênero e sexualidade na formação em Serviço Social*. 2022. 80 f. Monografia (Graduação em Serviço Social) — Departamento de Serviço Social, Centro Socioeconômico, Universidade Federal de Santa Catarina, Florianópolis, 2022.

MORENO, Nahuel. *O partido e a revolução*. São Paulo: Sundermann, 2008.

MOSCHKOVICH, Marília. Notas para um materialismo bi-alético. *Revista Brasileira de Estudos da Homocultura*, Cuiabá, v. 3, n. 10, p. 109-127, abr./jun. 2020.

MOSCHKOVICH, Marília. *Ebisteme*: bissexualidade como epistemologia. São Paulo: Linha a Linha, 2022.

NASCIMENTO, Érico Silva do *et al*. Crimes homofóbicos no Brasil: panorama e erradicação de assassinatos e violência contra GLBT, 2000-2007. *In*: SEMINÁRIO ASSASSINATOS PRATICADOS CONTRA A POPULAÇÃO LGBT, 2010, Brasília. *Anais eletrônicos* [...]. Brasília: Câmara dos Deputados, 2010.

NETTO, José Paulo. Desigualdade, pobreza e Serviço Social. *Em Pauta*: Teoria Social e Realidade Contemporânea, Rio de Janeiro, n. 19, p. 135-170, 2007.

NETTO, Leila Escorsim. *O conservadorismo clássico*: elementos de caracterização e crítica. São Paulo: Cortez Editora, 2011.

NICHOLSON, Linda. Interpretando o gênero. *Estudos Feministas*, Florianópolis, v. 8, n. 2, p. 8-41, jan./jul. 2000.

NOGUEIRA, Leonardo. *Relações patriarcais de gênero e Serviço Social no Brasil*. Rio de Janeiro: Lumen Júris, 2018.

NOGUEIRA, Leonardo; HORST, Cláudio Henrique Miranda. Serviço Social, diversidade sexual e de gênero: cinco notas para o debate. *In*: DUARTE, Marco José de Oliveira *et al.* (org.). *Sexualidades & Serviço Social*: perspectivas críticas, interseccionais e profissionais. Juiz de Fora: Editora UFJF, 2023. p. 269-279.

NUNES, Kauan Amora. O que o *queer* tem a ver com as calças: uma análise histórica do conflito entre as críticas marxista e *queer*. *In*: SOUSA NETO, Miguel Rodrigues; GOMES, Aguinaldo Rodrigues (org.). *História e teoria queer*. Salvador: Devires, 2018. p. 289-315.

OKITA, Hiro. *Homossexualidade*: da opressão à libertação. São Paulo: Sundermann, 2007.

OLIVEIRA, Brendhon Andrade. A cultura conjugal, familismo jurídico e judicialização de direitos LGBTI no Brasil. *Revista Brasileira de Estudos da Homocultura*, Cuiabá, v. 3, n. 10, p. 7-33, 2020.

OLIVEIRA, Brendhon Andrade. *Os direitos sexuais nas ruínas do neoliberalismo e neoconservadorismo*: um panorama crítico acerca da cidadania LGBTI na democracia brasileira. (1986-2020). 2021. Dissertação (Mestrado em Direito) — Programa de Pós-Graduação em Direito, Faculdade de Direito, Universidade Federal de Mato Grosso, Cuiabá, 2021.

OLIVEIRA, João Manuel. Cidadania sexual sob suspeita: uma meditação sobre as fundações homonormativas e neoliberais de uma "cidadania" de consolação. *Psicologia & Sociedade*, [*S. l.*], v. 25, n. 1, p. 68-78, 2023.

OLIVEIRA, Tibério Lima. *O homonacionalismo na sociabilidade do consumo de lazer LGBTI+*: Fortaleza/CE. 2022. 343 f. Tese (Doutorado em Política Social) — Programa de Pós-Graduação em Política Social, Instituto de Ciências Humanas, Universidade de Brasília, Brasília, 2022.

PATERNOTTE, David; KUHAR, Roman. *Gender ideology*: mobilization of conservative groups against gender equality and sexual citizenship. Brussels: Friedrich Ebert Stiftung, 2015. Disponível em: https://eige.europa.eu/resources/Report%20I%20Gender%20ideology%20-%20strategies.pdf. Acesso em: 16 fev. 2024.

PEIXOTO, Valdenízia Bento. *Violência contra LGBTs no Brasil*: a construção sócio-histórica do corpo abjeto com base em quatro homicídios. 2018. 235 f. Tese (Doutorado em Sociologia) — Programa de Pós-Graduação em Sociologia, Instituto de Ciências Sociais, Universidade de Brasília, Brasília, 2018.

PEIXOTO, Valdenízia Bento. História da violência e abjeção contra LGBTQI+ no Brasil e os desafios para o Serviço Social. *In*: DUARTE, Marco José de Oliveira *et al.* (org.). *Sexualidades & Serviço Social*: perspectivas críticas, interseccionais e profissionais. Juiz de Fora: Editora UFJF, 2023. p. 202-223.

PELÚCIO, Larissa. *Abjeção e desejo*: uma etnografia travesti sobre o modelo preventivo de aids. São Paulo: Annablume, 2009.

PELÚCIO, Larissa. Subalterno quem, cara pálida? Apontamentos às margens sobre pós-colonialismo, feminismos e estudos queer. *Contemporânea*: Revista de Sociologia da UFSCar, São Carlos, v. 2, n. 2, p. 395-418, jul./dez. 2012.

PELÚCIO, Larissa. Um *match* com os conservadorismos: masculinidades desafiadas nas relações heterossexuais por meios digitais. *Interfaces Científicas*: Educação, Aracaju, v. 8, n. 2, p. 31-46, 2020.

PEREIRA, Potyara Amazoneida P. *Ascensão da nova direita e o colapso da soberania política:* transfigurações da política social. São Paulo: Cortez Editora, 2020.

POCAHY, Fernando Altair; NARDI, Henrique Caetano. Saindo do armário e entrando em cena: juventudes, sexualidades e vulnerabilidade social. *Revista Estudos Feministas*, Florianópolis, v. 15, n. 1, p. 45-66, jan./abr. 2007.

PRADO, Marco Aurélio Máximo; CORRÊA, Sonia. Retratos transnacionais e nacionais das cruzadas antigênero. *Revista Psicologia Política*, Florianópolis, v. 18, n. 43, p. 444-448, set./dez. 2018.

PRECIADO, Paul. O feminismo não é um humanismo. Tradução: Charles Feitosa. *O Povo Online*, Fortaleza, 24 nov. 2014. Disponível em: https://www20.opovo.com.br/app/colunas/filosofiapop/2014/11/24/noticiasfilosofiapop,3352134/o-feminismo-nao-e-um-humanismo.shtml. Acesso em: 16 fev. 2024.

PRINS, Baukje; MEIJER, Irene Costera. Como os corpos se tornam matéria: entrevista com Judith Butler. *Revista Estudos Feministas*, Florianópolis, v. 10, n. 1, jan./jul. 2002.

PUAR, Jasbir. *Terrorist assemblages*: homonationalism in queer times. Carolina do Norte: Duke University Press, 2007.

PUAR, Jasbir. Keynote from the homonationalism and pinkwashing conference. *In*: CLAGS: the center for LGBTQ studies. New York, 2013. Disponível em: https://www.youtube.com/watch?v=3S1eEL8ElDo&t=1152s. Acesso em: 22 maio 2015.

PUAR, Jasbir. Homonacionalismo como mosaico: viagens virais, sexualidades afetivas. *Revista Lusófona de Estudos Culturais*, Braga, v. 3, n. 1, p. 297-318, 2015.

QUINALHA, Renan. *Movimento LGBTI+*: uma breve história do século XIX aos nossos dias. Belo Horizonte: Autêntica, 2022.

REA, Caterina Alessandra. Pensamento lésbico e formação da crítica *queer of color*. *Cadernos de Gênero e Diversidade*, Salvador, v. 4, n. 2, p. 117-133, 2018.

RIBEIRO, Jéssyka Kaline Augusto; ALMEIDA, Guilherme Silva de. De quem é o corpo que compõe a força de trabalho? Reflexões sobre trabalhadoras/es trans no contexto da covid-19. *Revista Trabalho Necessário*, Niterói, v. 19, n. 38, p. 152-175, 2021.

ROBINSON, Cedric James. *Marxismo negro*: a criação da tradição radical negra. Tradução: Fernanda Silva e Sousa, Caio Netto dos Santos, Margarida Goldsztajn e Daniela Gomes. São Paulo: Perspectiva, 2023.

ROCON, Pablo Cardozo *et al*. Desafios enfrentados por pessoas trans para acessar o processo transexualizador do Sistema Único de Saúde. *Interface*, Botucatu, n. 23, p. 1-14, 2019.

ROCON, Pablo Cardozo; SODRÉ, Francis; DUARTE, Marco José de Oliveira. Questões para o trabalho profissional do assistente social no processo transexualizador. *Katálysis*, Florianópolis, v. 21, n. 3, p. 523-533, set./dez. 2018.

ROHDEN, Fabíola. O império dos hormônios e a construção da diferença entre os sexos. *História, Ciências, Saúde*, Rio de Janeiro, v. 15, supl., p. 133-152, jun. 2008.

ROSÁRIO, Graziela Oliveira; FERREIRA, Guilherme Gomes. A representação da mulher na obra marxiana: intersecções entre gênero, opressão, classe e capitalismo. *In*: FERNANDES, Idília; PRATES, Jane Cruz (org.). *Diversidade e estética em Marx e Engels*. Campinas: Papel Social, 2016. p. 89-104.

RUBIN, Gayle. Pensando o sexo: notas para uma teoria radical das políticas da sexualidade. Tradução: Felipe Bruno Martins Fernandes. *In*: VANCE, Carole (org.). *Pleasure and danger*: exploring female sexuality. Boston: Routledge, 1984. p. 267-321.

SAFFIOTI, Heleieth. *A mulher na sociedade de classes*: mito e realidade. São Paulo: Expressão Popular, 2013.

SANTOS, Claudia Mônica dos; ABREU, Maria Helena Elpídio. Os impactos da política nacional de estágio na formação profissional frente à universidade neoliberal. *Em Pauta*: Teoria Social e Realidade Contemporânea, Rio de Janeiro, v. 9, n. 27, p. 127-142, jul. 2011.

SANTOS, Márcia Cristina Brasil. *Aos trancos e barrancos*: uma análise do processo de implementação e capilarização do processo transexualizador no Brasil. 2020. Tese (Doutorado em Serviço Social) — Programa de Pós-Graduação em Serviço Social, Faculdade de Serviço Social, Universidade do Estado do Rio de Janeiro, Rio de Janeiro, 2020.

SANTOS, Silvana Mara de Morais dos. *O pensamento da esquerda e a política de identidade*: as particularidades da luta pela liberdade de orientação sexual. 2005. 334 f. Tese (Doutorado em Serviço Social) — Programa de Pós-Graduação em Serviço Social, Centro de Ciências Sociais Aplicadas, Universidade Federal de Pernambuco, Recife, 2005.

SANTOS, Thais Felipe Silva dos; MARTINELLI, Maria Lúcia. A sociabilidade das pessoas travestis e transexuais na perícia social. *Serviço Social & Sociedade*, São Paulo: Cortez Editora, n. 134, p. 142-160, jan./abr. 2019.

SCHULMAN, Sarah. *Israel/Palestine and the queer international*. Carolina do Norte: Duke University Press, 2012.

SCOTT, Joan Wallach. Gênero: uma categoria útil de análise histórica. Tradução: Guacira Lopes Louro. *Educação & Realidade*, Porto Alegre, v. 20, n. 2, p. 71-99, jul./dez. 1995.

SILVA, Henrique Costa. *"Tudo que nóis têm é nóis"*: violência e cuidado na trajetória de travestis negras. 2023. 188 f. Tese (Doutorado em Serviço Social) — Programa de Pós-Graduação em Serviço Social, Universidade Federal de Pernambuco, Recife, 2023.

SILVA, Marcele de Morais. *Transfobia no feminismo radical de segunda onda?* Uma análise dos seus pressupostos materialistas. 2022. 102 f. Dissertação (Mestrado em Sociologia) — Programa de Pós-Graduação em Sociologia, Centro de Filosofia e Ciências Humanas, Universidade Federal de Pernambuco, Recife, 2022.

SILVA, Rodrigo Augusto Tadeu Martins Leal da. *Marxismo queer*: sexualidade, movimentos LGBQIA+ e a disputa por direitos no Brasil. 2024. 303 f. Tese (Doutorado em Serviço Social) — Programa de Pós-Graduação em Serviço Social, Pontifícia Universidade Católica de São Paulo, São Paulo, 2024.

SILVA, Rodrigo Lajes e. Parangolé da exclusão: as cores e os cheiros da cidade em oiticica. *In*: ENCONTRO NACIONAL DA ASSOCIAÇÃO BRASILEIRA DE PSICOLOGIA SOCIAL, 15., 2009, Maceió. *Anais eletrônicos* [...]. Maceió: Ufal, 2009.

SILVA JUNIOR, Oditon Azevedo da. *Homossexualidades na rede*: análises de discursos. 92 f. Dissertação (Mestrado em Psicologia) – Programa de Pós-Graduação em Psicologia, Instituto de Ciências Humanas e Filosofia, Universidade Federal Fluminense, Niterói, 2014.

SIMÕES, Júlio Assis; FACCHINI, Regina. *Na trilha do arco-íris*: do movimento homossexual ao LGBT. São Paulo: Editora FPA, 2009.

SOARES, Laura Tavares. *O desastre social*. Rio de Janeiro: Record, 2003.

SOLIVA, Thiago Barcelos; JESUS, Jaqueline Gomes de; IRINEU, Bruna Andrade. Memórias, transições e fluxos nos estudos de diversidade sexual e de gênero: 22 anos da ABETH. *Revista Brasileira de Estudos da Homocultura*, Cuiabá, v. 5, n. 18, p. 31-40, 2023.

SOUZA, Djonatan Kaic Ribeiro de. A heteronormatividade como estranhamento: contribuições marxistas à crítica da sua construção social. *Germinal*: Marxismo e Educação em Debate, Salvador, v. 15, n. 3, p. 136-155, dez. 2023.

SOUZA, Maria Luiza. *Desenvolvimento de comunidade e participação*. 3. ed. São Paulo: Cortez Editora, 1991.

SPADE, Dean. *Una vida normal*: políticas trans críticas y los límites del derecho. Tradución: Marla Enguix Tercero. Barcelona: Bellaterra, 2015.

SPADE, Dean; WILLSE, Craig. *Norms and normalization*. Oxford: Oxford University Press, 2015.

STOLER, Ann Laura. *Race and the education of desire*: Foucault's history of sexuality and the colonial order of things. Carolina do Norte: Duke University Press, 1995.

TAQUES, Fernando José. Movimento GLBT: considerações necessárias. *Revista Ciências Sociais Unisinos*, São Leopoldo, v. 43, n. 2, p. 144-148, maio/ago. 2007.

THOMPSON, Edward Palmer. *A miséria da teoria ou um planetário de erros*: uma crítica ao pensamento de Althusser. Tradução: Waltensir Dutra. Rio de Janeiro: Zahar, 1981.

TOITIO, Rafael Dias. Um marxismo transviado. *Cadernos Cemarx*, Campinas, n. 10, p. 61-82, 2017.

TONET, Ivo. Ética e capitalismo. *In*: JIMENEZ, Susana *et al.* (org.). *Contra o pragmatismo e a favor da filosofia da práxis*: uma coletânea de estudos classistas. Fortaleza: EdUece, 2007. p. 47-62.

TREVISAN, João Silvério. *Devassos no paraíso*: a homossexualidade no Brasil, da colônia à atualidade. São Paulo: Max Limonad, 1986.

ULLMANN, Reinholdo. *Amor e sexo na Grécia Antiga*. Porto Alegre: EDIPUCRS, 2007. (Coleção Filosofia, 194).

WAGNER, Leonie. Serviço Social e movimentos sociais: uma não relação? *Civitas*, Porto Alegre, v. 4, n. 1, jan./jul. 2004.

WELZER-LANG, Daniel. A construção do masculino: dominação das mulheres e homofobia. Tradução: Miriam Pillar Grossi. *Revista Estudos Feministas*, Florianópolis, ano 9, n. 2, p. 460-482, jul./dez. 2001.

WIJNGAARD, Marianne van Den. *Reinventing the sexes*: the biomedical construction of femininity and masculinity. Bloomington: Indiana University Press, 1997.

WOLF, Sherry. *Sexualidade e socialismo*: história, política e teoria da libertação LGBT. Tradução: Coletivo LGBT Comunista. São Paulo: Autonomia, 2021.

WOLFF, Maria Palma *et al.* (coord.). *Mulheres e prisão*: a experiência do Observatório de Direitos Humanos da Penitenciária Feminina Madre Pelletier. Porto Alegre: Dom Quixote, 2007.

VOTE LGBT. *Diagnóstico LGBT na pandemia*. 2020. Disponível em: https://static1.squarespace.com/static/5b310b91af2096e89a5bc1f5/t/5ef78351fb8ae1 5cc0e0b5a3/1593279420604/%5Bvote+lgbt+%2B+box1824%5D+diagno%CC%81sti co+LGBT%2B+na+pandemia_completo.pdf. Acesso em: 30 jun. 2022.

XAVIER, Júlia Spigolon. *Transfobia, transfeminicídio e Serviço Social*: uma análise crítica a partir da produção teórica brasileira. 2023. Monografia (Graduação em Serviço Social) — Curso de Serviço Social, Universidade Federal de Mato Grosso, Cuiabá, 2023.